在宅ケア学

[第2巻]
在宅ケアと諸制度

日本在宅ケア学会　編

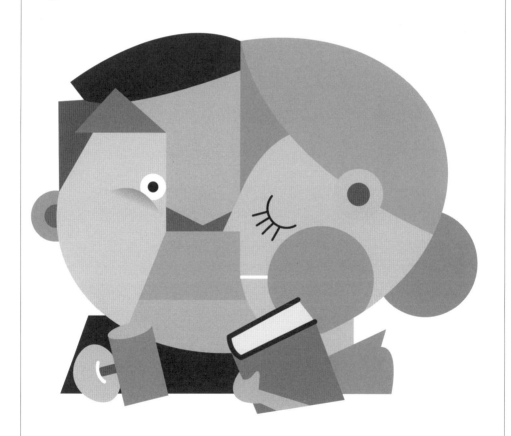

株式会社 ワールドプランニング

はじめに

　在宅ケアの実践には，それを支える制度の理解が欠かせない．法治国家であるわが国においては，保健，医療，福祉，労働，住宅などに関連して，さまざまな法律が国民の生活を守っている．

　日本の社会保障制度は，保健，医療，介護を含む福祉，子育て支援の4本柱で構成されるが，それぞれについて多様な法律・制度が整備されており，国民はその時々の年齢や生活状況，健康状態に応じて必要な支援を受けることができる．医療機関，介護保険施設，福祉施設などは，それぞれの根拠法令の目的に沿った施設であり，その運用についてはたとえば，医療機関であれば医療法や健康保険法，診療報酬制度など，介護保険施設であれば介護保険法，福祉施設であれば障害者総合支援法といった法律に基づいている．各法律では，国民を年齢，疾患，要介護度，あるいは障害の種類や程度などを用いて定義づけ，申請すれば必要なサービスを利用できることを保障している．

　各機関，施設においては，これら関連する主だった法律を理解することで，そこでの仕事を遂行することができるが，在宅ケアの現場ではどうであろうか．

　活動の場を居宅等としている専門職らは，対象とするその人の生活に焦点を当て，比較的長い時間軸で関わる立場にある．そこでは対象となる人の状態像の変化に応じて使える制度が異なるため，多様な法律や制度を知り，対象者の状態に合わせて活用する力をもつことが求められる．こうした専門職らは，保健，医療，福祉，権利擁護，さらには住宅，就労に至るまで，人々がより健康に生きていくことができるよう，幅広く法律や制度を学ばなければならない．

　しかしながら，日本の社会保障制度をすべて知っておくことはむずかしい．条文を読もうとしても，第1条をみただけで読み進める気力を失うのは私だけではないと思う．そこで本稿では，これだけは知っていてほしい点を理解すること，また，知っていると人々のためになる法律や制度にはどのようなものがあるのかを見つけることを目標に，網羅的に在宅ケアに関連する諸制度について解説することとした．執筆は，在宅ケアに深く関わってきた，経験豊富な先生方に依頼した．800字という限られた文字数でまとめることは困難であったかもしれないが，出来上がりを読むと，各法律のエッセンスが示されており，法律・制度を理解することの入り口の情報として質の高い著述になっているのではないかと感じている．

　第2部では，具体的な事例を取り上げ，そこで活用されている制度について理解を深めることを試みた．制度に対象者を当てはめるのではなく，対象者の状況にあった制度をフル活用してその人の生活を守ることについてナラティブに表現できたのではないかと思う．とかく講義などで制度を学ぶ場合，難解で取り組みにくいという印象があり，講師の一方的な講義ではなかなか理解が進まないのが現状である．事例から制度を理解するための材料のひとつとして活

用していただければ幸いである.

　在宅ケアに関連する諸制度を理解するための教材として，本稿をお読みいただいた皆様には，建設的なご意見，ご指導を賜りたい.

　各担当の著者の皆様には，快く執筆をお引き受けいただき感謝申し上げる次第である.

2015 年 8 月

編集責任者　　山　田　雅　子

執筆者一覧 (五十音順)

第1巻　在宅ケア学の基本的考え方
編集責任者　亀井　智子　聖路加国際大学看護学部

大森　純子	東北大学大学院医学系研究科	島内　　節	人間環境大学看護学部
岡田　進一	大阪市立大学大学院生活科学研究科	下田　信明	杏林大学保健学部
小野　充一	早稲田大学人間科学学術院	鷹田　佳典	早稲田大学人間総合研究センター
小野若菜子	聖路加国際大学看護学部	瀧澤　利行	茨城大学教育学部
加瀬　裕子	早稲田大学人間科学学術院	田中　英樹	早稲田大学人間科学学術院
金川　克子	いしかわ在宅支援ねっと	谷　　和久	社会福祉法人町田市福祉サービス協会特別養護老人ホームコモンズ
叶谷　由佳	横浜市立大学医学部		
亀井　智子	聖路加国際大学看護学部	田沼　寮子	東京医科歯科大学医学部
狩谷　明美	県立広島大学保健福祉学部	辻　彼南雄	ライフケアシステム，水道橋東口クリニック
萱間　真美	聖路加国際大学看護学部		
國安　眞理	社会福祉事務所とも	中山　優季	公益財団法人東京都医学総合研究所
河野あゆみ	大阪市立大学大学院看護学研究科	長谷川　幹	三軒茶屋リハビリテーションクリニック
小西かおる	大阪大学大学院医学系研究科	福井小紀子	日本赤十字看護大学看護学部
佐々木明子	東京医科歯科大学大学院保健衛生学研究科	増田　和高	鹿児島国際大学福祉社会学部

第2巻　在宅ケアと諸制度
編集責任者　山田　雅子　聖路加国際大学看護学部

赤羽根秀宜	中外合同法律事務所	河野　　眞	杏林大学保健学部
綾部　貴子	梅花女子大学看護保健学部	小西かおる	大阪大学大学院医学系研究科
石田　博嗣	桜美林大学大学院老年学研究科	坂本　史衣	聖路加国際病院 QI センター感染管理室
岩本　大希	ケアプロ	佐々木静枝	社会福祉法人世田谷区社会福祉事業団
宇都宮宏子	在宅ケア移行支援研究所	清水　由香	大阪市立大学大学院生活科学研究科
岡田　直人	北星学園大学社会福祉学部	蘇　　珍伊	中部大学現代教育学部
小野　ミツ	九州大学大学院医学研究院	玉川　　淳	内閣官房社会保障改革担当室
笠原　幸子	四天王寺大学短期大学部	寺岡　佐和	九州大学大学院医学研究院
川崎千鶴子	社会福祉法人うらら　みずべの苑	成田すみれ	社会福祉法人試行会青葉台地域ケアプラザ
神田　美佳	聖路加国際病院医療社会事業科	橋本　卓也	大阪保健医療大学保健医療学部
神部　智司	大阪大谷大学人間社会学部	畑　智惠美	四天王寺大学人文社会学部
木戸　芳史	東京大学大学院医学系研究科	畑　　亮輔	北星学園大学社会福祉学部
工藤　禎子	北海道医療大学看護福祉学部		

第3巻　在宅ケアとチームアプローチ

編集責任者　加瀬　裕子　早稲田大学人間科学学術院

安部　　猛　前・早稲田大学人間科学学術院
大蔵　　暢　トラストクリニック等々力老年医学センター
岡田　進一　大阪市立大学大学院生活科学研究科
加瀬　裕子　早稲田大学人間科学学術院
北島　洋美　日本体育大学体育学部
佐々木明子　東京医科歯科大学大学院保健衛生学研究科
杉岡眞由美　姫路医療生活協同組合
杉澤　秀博　桜美林大学大学院老年学研究科
高橋　正彦　かわさき記念病院
多賀　聡子　社会福祉法人日野市社会福祉協議会
多賀　　努　早稲田大学人間科学学術院
竹内　太一　在宅総合ケアセンター成城　成城リハケ
　　　　　　アプランサービス
田沼　寮子　東京医科歯科大学医学部

塚本　友栄　自治医科大学看護学部
長江　弘子　千葉大学大学院看護学研究科
永田　智子　東京大学大学院医学系研究科
成瀬　　昴　東京大学大学院医学系研究科
長谷川　幹　三軒茶屋リハビリテーションクリニック
原　　礼子　慶應義塾大学看護医療学部
久松　信夫　桜美林大学健康福祉学群
平原佐斗司　東京ふれあい医療生協梶原診療所
福島　道子　徳島文理大学大学院看護学研究科
増田　和高　鹿児島国際大学福祉社会学部
山路　　学　早稲田大学人間総合研究センター
横山　順一　日本体育大学社会福祉学研究室
Helli Kitinoja　Seinäjoki University of Applied Sciences
Jaakko Kontturi　City of Seinäjoki

第4巻　子どもを支える在宅ケア

編集責任者　小西かおる　大阪大学大学院医学系研究科

安道　照子　特定非営利活動法人エスビューロー
海老原宏美　呼ネット～人工呼吸器ユーザー自らの声
　　　　　　で～
及川　郁子　聖路加国際大学看護学部
大塚　義顕　独立行政法人国立病院機構千葉東病院
木原　秀樹　地方独立行政法人長野県立病院機構長野
　　　　　　県立こども病院
倉田　慶子　東京小児療育病院
河野　　眞　杏林大学保健学部

島田　珠美　川崎大師訪問看護ステーション
鈴木みちる　京都府立盲学校
田中　栄一　独立行政法人国立病院機構八雲病院
中山　優季　公益財団法人東京都医学総合研究所
南條　浩輝　かがやきクリニック
新家　一輝　大阪大学大学院医学系研究科
古川　恵美　畿央大学教育学部
牧内　明子　地方独立行政法人長野県立病院機構長野
　　　　　　県立こども病院

第5巻　成人・高齢者を支える在宅ケア

編集責任者　黒田　研二　関西大学人間健康学部

内田恵美子　日本在宅ケア教育研究所
梶井　文子　東京慈恵会医科大学医学部
亀井　智子　聖路加国際大学看護学部
萱間　真美　聖路加国際大学看護学部

北川　公子　共立女子大学看護学部
北野　誠一　特定非営利活動法人おおさか地域生活支
　　　　　　援ネットワーク
黒田　研二　関西大学人間健康学部

小西かおる	大阪大学大学院医学系研究科	角田　秋	聖路加国際大学看護学部
佐藤美穂子	公益財団法人日本訪問看護財団	服部万里子	服部メディカル研究所
島内　節	人間環境大学看護学部	水上　然	神戸学院大学総合リハビリテーション学部
白澤　政和	桜美林大学大学院老年学研究科	村田　伸	京都橘大学健康科学部
高砂　裕子	南区医師会訪問看護ステーション	安彦　鉄平	京都橘大学健康科学部
辻　彼南雄	ライフケアシステム，水道橋東口クリニック	山﨑　恭子	帝京大学医療技術学部
		湯澤　八江	松蔭大学看護学部

第6巻　エンド・オブ・ライフと在宅ケア
編集責任者　長江　弘子　千葉大学大学院看護学研究科

岩城　典子	千葉大学大学院看護学研究科	諏訪さゆり	千葉大学大学院看護学研究科
上野　まり	公益財団法人日本訪問看護財団	関本　仁	中央大学文学部
内田　陽子	群馬大学大学院保健学研究科	谷垣　静子	岡山大学大学院保健学研究科
大竹しのぶ	練馬区医師会訪問看護ステーション	谷本真理子	東京医療保健大学医療保健学部
岡部　明子	東海大学健康科学部	辻村真由子	千葉大学大学院看護学研究科
梶井　文子	東京慈恵会医科大学医学部	長江　弘子	千葉大学大学院看護学研究科
片山　陽子	香川県立保健医療大学保健医療学部	福井小紀子	日本赤十字看護大学看護学部
河原加代子	首都大学東京健康福祉学部	福田　裕子	まちのナースステーション八千代
佐藤美穂子	公益財団法人日本訪問看護財団	本田　彰子	東京医科歯科大学大学院保健衛生学研究科
島内　節	人間環境大学看護学部	吉田　千文	聖路加国際大学看護学部
島村　敦子	千葉大学大学院看護学研究科	吉本　照子	千葉大学大学院看護学研究科

目次

はじめに..山田雅子　ⅲ

執筆者一覧..ⅴ

第 1 部

在宅ケアを支える諸制度

第 1 章

保健・医療に関連する諸制度
──医療制度の変遷と地域包括ケア健康の
保持増進，疾病予防に関すること──

Ⅰ．地域保健法..工藤禎子　5

　　1.「地域保健法」制定の背景　*5*

　　2.「地域保健法」の理念　*5*

　　3.「地域保健法」の内容　*5*

　　4. 地域保健対策の推進に関する基本的な指針　*6*

　　5. 在宅ケアの視点からみた「地域保健法」　*7*

Ⅱ．高齢者医療確保法..玉川　淳　7

　　1. 目的等　*7*

　　2. 制定の経緯　*8*

　　3. 現行制度の概要　*9*

　　4. 医療費適正化の推進　*10*

Ⅲ．精神保健及び精神障害者福祉に関する法律..木戸芳史　10

　　1. 法律の趣旨および概要　*10*

　　2. 制定の経緯　*11*

　　3. 精神保健指定医，登録研修機関，精神科病院及び精神科救急医療体制
　　　（第 4 章）　*11*

　　4. 医療及び保護（第 5 章）　*13*

Ⅳ．感染予防に関する法律..坂本史衣　16

　　1. 感染症の予防及び感染症の患者に対する医療に関する法律（通称「感
　　　染症法」）　*16*

2. 廃棄物の処理及び清掃に関する法律（通称「廃棄物処理法」）　*17*

3. 予防接種法　*19*

4. 学校保健安全法　*20*

V. 薬事法 ──────────────────────────── 赤羽根秀宜　22

1.「医薬品医療機器等法」の目的　*22*

2.「薬剤師法」について　*23*

3. 医薬品とは　*23*

4. 調剤の場所　*24*

5. FAX および電子メール等による調剤の前提行為　*24*

6. 医薬部外品　*24*

7. 食品　*25*

8. 医薬品との併用　*25*

9. 医療機器　*25*

VI. 麻薬及び向精神薬取締法 ──────────────── 赤羽根秀宜　26

1. 麻薬　*26*

2. 向精神薬について　*28*

VII. 健康保険法 ───────────────────────── 玉川　淳　29

1. 目的　*29*

2. 保険者と被保険者　*29*

3. 保険給付　*29*

4. 費用の負担　*31*

▰▰▰▰▰▰▰▰▰▰▰▰ 第2章 ▰▰▰▰▰▰▰▰▰▰▰▰

福祉に関連する諸制度

I. 社会福祉法 ───────────────────────── 神部智司　35

1. 制定までの経緯　*35*

2.「社会福祉法」の内容　*35*

II. 障害者の日常生活及び社会生活を総合的に支援するための法律

（障害者総合支援法）──────────────────── 成田すみれ　37

1. 障害者総合支援法　*37*

2.「障害者総合支援法」の概要　*38*

3. 福祉サービスについて（介護給付，訓練等給付，地域生活支援事業）

39

4. 平成 24 年の改正　*40*

目　次　　xi

Ⅲ．生活保護法··畑　亮輔　40

　1．「生活保護法」の目的と法的枠組および制度概要　*40*

　2．生活保護制度の現状と課題　*41*

Ⅳ．児童福祉法···蘇　珍伊　42

Ⅴ．老人福祉法··石田博嗣　44

　1．「老人福祉法」制定後の老人福祉の動向　*45*

　2．「老人福祉法」による措置制度の継続　*45*

　3．老人福祉計画による高齢者の保健福祉の推進　*46*

Ⅵ．身体障害者福祉法···成田すみれ　47

　1．身体障害者手帳の交付　*48*

　2．実施機関としての障害者更生相談所　*48*

　3．社会参加の促進　*48*

　4．「障害者総合支援法」との関係　*49*

Ⅶ．知的障害者福祉法···綾部貴子　50

　1．「知的障害者福祉法」の目的　*50*

　2．知的障害の位置づけと療育手帳　*50*

　3．本法で規定されている主な社会資源とその役割（実施機関や関係職）

　　51

　4．法律の動向　*52*

Ⅷ．精神保健及び精神障害者福祉に関する法律············清水由香　52

　1．「精神保健福祉法」のなかでの福祉の位置づけ　*52*

　2．「障害者総合支援法」（旧「障害者自立支援法」）と「精神保健福祉法」

　　53

　3．「精神保健福祉法」内の具体的福祉施策　*53*

　4．精神障害者保健福祉手帳について　*54*

Ⅸ．介護保険法··笠原幸子　55

　1．「介護保険法」創設の目的　*55*

　2．介護保険制度の概要　*55*

　3．介護サービス利用の手続きと介護サービスの内容　*56*

　4．介護保険制度の見直し（平成17年・平成20年・平成23年の法改正）

　　56

Ⅹ．任意後見契約に関する法律（成年後見制度）············畑智惠美　57

　1．成年後見制度の背景と動向　*57*

　2．成年後見制度の概要　*58*

　3．今後の課題　*61*

第3章

虐待に関する諸制度

Ⅰ. 高齢者虐待の防止,高齢者の擁護者に対する支援等に関する法律⋯⋯小野ミツ　65
　1. 「高齢者虐待防止法」が必要な理由　65
　2. 在宅ケアの推進と「高齢者虐待防止法」　65
　3. 「高齢者虐待防止法」(総則)　65
　4. 養護者による高齢者虐待に該当する行為　66
　5. 養護者による高齢者虐待の防止,養護者に対する支援　66
　6. 相談,指導および助言　66
　7. 養護者による高齢者虐待に係る通報等　66
　8. 立入調査　67
　9. 養護者支援　67
　10. 連携協力体制　67
　11. 成年後見制度の利用促進　67

Ⅱ. 児童虐待の防止等に関する法律(児童虐待防止法)⋯⋯⋯⋯⋯⋯⋯河野　眞　68
　1. 「児童虐待防止法」の施行　68
　2. 「児童虐待防止法」の施行後　69
　3. 平成16年度の「児童虐待防止法」改正　69
　4. 平成20年度の「児童虐待防止法」改正　70
　5. 児童虐待をめぐる現状と在宅ケア　70

Ⅲ. 障害者虐待の防止,障害者の擁護者に対する支援等に関する法
　律(障害者虐待防止法)⋯⋯⋯⋯⋯⋯⋯⋯⋯⋯⋯⋯⋯⋯⋯⋯⋯橋本卓也　71
　1. 目的および定義　71
　2. 国および地方公共団体並びに国民等の責務　71
　3. 虐待判断のポイントおよび通報に伴って生じる心理的葛藤について　72
　4. 課題　72

第4章

就労者の健康に関する法律

Ⅰ. 労働基準法⋯⋯⋯⋯⋯⋯⋯⋯⋯⋯⋯⋯⋯⋯⋯⋯⋯⋯⋯⋯⋯⋯寺岡佐和　77
　1. 在宅療養者　77
　2. 在宅療養者を介護する家族　78
　3. 在宅ケアに携わる職種　78

Ⅱ. 労働安全衛生法 ─────────────────────寺岡佐和 79

  1. 「労働安全衛生法」の対象　*80*

  2. 衛生管理体制の整備　*80*

  3. 労働衛生の三管理　*80*

  4. 労働災害の防止　*81*

━━━━━━━━━━ 第 5 章 ━━━━━━━━━━

住宅に関する諸制度

Ⅰ. 高齢者の居住の安定確保に関する法律（高齢者住まい法）────岡田直人 85

  1. 概要　*85*

  2. 改正の背景　*85*

  3. 法改正の概要　*86*

  4. サ高住の登録制度　*86*

  5. 関連する法律等　*86*

━━━━━━━━━━ 第 2 部 ━━━━━━━━━━

制度に基づく在宅ケア実践事例

Ⅰ. ALS 呼吸器装着者 ───────────────────小西かおる 91

  1. A 氏のプロフィール　*91*

  2. 発症から診断まで　*91*

  3. 診断から人工呼吸器装着まで　*91*

  4. 在宅療養開始から現在まで　*94*

Ⅱ. 事故等で脊髄損傷を受けた若年者 ──────────────岩本大希 95

  1. はじめに　*96*

  2. 事例：事故による脊髄損傷を受けた若年者　*97*

  3. 考察　*100*

  4. おわりに　*101*

Ⅲ. 発達障害児の事例 ─────────────────────河野　眞 101

  1. 幼稚園就園まで　*102*

  2. 幼稚園就園から小学校入学前まで　*103*

  3. 小学校にて　*105*

  4. まとめ　*108*

Ⅳ. 成年後見制度を利用するひとり暮らし高齢者················工藤禎子 109

1. 事例概要　*109*

2. 提供されたサービスと法的根拠　*110*

3. 金銭管理を含む支援におけるポイント　　*114*

Ⅴ. 生活保護世帯──生活保護事例；介護扶助を利用して自宅療養をし

たEさん──·····································神田美佳 115

1. 生活保護法　*115*

2. 生活保護を受給しながら乳がんで在宅療養生活を送ったEさんの事例

　　116

3. おわりに　　*118*

Ⅵ. がん末期の状態で退院支援した事例···························宇都宮宏子 119

1. 退院支援の概要　*119*

2. 退院支援の実際　*120*

3. 退院支援・調整に対する診療報酬評価　　*123*

Ⅶ. 定期巡回・随時対応型訪問介護看護サービスを利用した事例·······佐々木静枝 124

1. 事例紹介　*124*

2. 定期巡回・随時対応型訪問介護看護サービスについて　　*126*

3. 定期巡回・随時対応型訪問介護看護サービスを実施して　　*128*

4. まとめ　*129*

Ⅷ. 高齢者施設での看取りの事例································川崎千鶴子 129

1. プロフィール　*130*

2. 入居当時の日常生活状況　　*130*

3. 入居後の生活状況　*131*

4. 看取りのステージ　*132*

5. 高齢者の希望をかなえるための他職種との役割分担　　*134*

6. 在宅や生活の場で看取る場合の取り決め　　*135*

索引··137

第1部

在宅ケアを支える諸制度

第 1 章

保健・医療に関連する諸制度
——医療制度の変遷と地域包括ケア健康の保持増進，
疾病予防に関すること——

I. 地域保健法

1. 「地域保健法」制定の背景

　日本国憲法により，国民の生存権の確立と生活の向上が戦後の国の義務になったことに伴い，公衆衛生の第一線機関である保健所の根拠となる法律として，昭和22年に「保健所法」が制定された．感染症対策をはじめとした国民の健康を守る施策は，国，都道府県を通じて各保健所から国民全体に提供され着実に効果を上げた．

　その後のわが国は，人口の少子高齢化，感染症から生活習慣病への疾病構造の変化が進み，住民のニーズは多様化し，サービスの受け手である住民の「生活者個人の視点」が重視されるようになった．また，ライフサイクルのなかでだれもが対象となる健康づくり対策，母子保健，高齢者の生活支援などの身近な保健福祉サービスにおいて市町村の役割が増大した．

　そのような動向を踏まえて，平成6年に「保健所法」が改正され，住民の健康を支援する市町村の役割を明記した「地域保健法」として，新たに制定された．

2. 「地域保健法」の理念

　「地域保健法」の理念は，「地域保健対策の推進に関する基本指針，保健所の設置その他地域保健対策の推進に関し基本となる事項を定めることにより」，保健対策が「地域において総合的に推進されることを確保し」，「地域住民の健康の保持及び増進に寄与すること」（第1条）を目指している．

　また，基本理念を「地域住民の健康の保持及び増進を目的として国及び地方公共団体が講ずる施策は，我が国における急速な高齢化の進展，保健医療を取り巻く環境の変化等に即応し，地域における公衆衛生の向上及び増進を図るとともに，地域住民の多様化し，かつ，高度化する保健，衛生，生活環境等に関する需要に適確に対応することができるように，地域の特性及び社会福祉等の関連施策との有機的な連携に配慮しつつ，総合的に推進されること」（第2条）としている．

3. 「地域保健法」の内容

1）地域保健に関する，国，都道府県，市町村の責務

　国は，地域保健に関する情報の収集，整理，調査および研究，人材の養成と資質の向上に努

め，市町村および都道府県に対して必要な技術的・財政的援助を与える．都道府県は，地域保健対策が円滑に実施できるように，必要な施設の整備，人材の確保と資質の向上，調査および研究等に努めるとともに，市町村に対して必要な技術的援助を与える．市町村（特別区を含む）は，地域保健対策が円滑に実施できるように，必要な施設の整備，人材の確保および資質の向上に努めることが責務である．

2）保健所の役割と業務

保健所は，疾病の予防，健康増進，環境衛生などの公衆衛生活動に関する広域的・専門的・技術的拠点である．保健所の業務として14項目が定められ，地域保健に関する思想の普及，食品衛生，環境衛生，公共医療事業などが掲げられている．在宅ケアの対象者に関連がある精神保健，難病対策，感染症予防においても，保健所は実態の把握，予防，関連機関との連絡調整を通じて，暮らしやすい地域づくりに関与する機関である．

3）市町村保健センター

「地域保健法」により，市町村保健センターは，健康相談，保健指導および健康診査など地域住民に身近な対人保健サービスを総合的に行う拠点と定められている．

4．地域保健対策の推進に関する基本的な指針

「地域保健法」では，厚生労働大臣が「地域保健対策の推進に関する基本的な指針（以下，指針）」を制定することと定められている．平成6年の「地域保健法」制定当時は，指針として，「生活者個人の視点の重視」「住民の多様なニーズに対応したきめ細かなサービス」「地域の特性をいかした保健と福祉のまちづくり」「国民の健康づくりの推進」の4点が掲げられた．

その後，社会の変化に伴う国民の新たな健康課題への対策に合わせて，指針は何度も見直しが図られた．阪神・淡路大震災，テロ，新興感染症による住民の生命・健康の安全上の危機への対策に関して「地域における健康危機管理体制の確保」，平成12年の介護保険法の施行に伴い「介護保険制度の円滑な運用のための地域保健対策としての取り組みの強化」が加えられた．

現在の指針は，平成24年7月に改正され，以下のような10項目である．

①ソーシャルキャピタルを活用した自助および共助の支援の推進；地域保健対策の推進にあたり，地域のソーシャルキャピタル（信頼，社会規範，ネットワークといった社会関係資本等）を活用し，住民による自助および共助への支援を行うことが追加された．

②地域の特性を生かした保健と福祉の健康なまちづくりの推進

③医療，介護および福祉等の関連施策との連携強化

④地域における健康危機管理体制の確保

⑤学校保健との連携

⑥科学的根拠に基づいた地域保健の推進

⑦保健所の運営および人材確保に関する事項
⑧地方衛生研究所の機能強化
⑨快適で安心できる生活環境の確保
⑩国民の健康増進およびがん対策等の推進

5．在宅ケアの視点からみた「地域保健法」

「介護保険法」（平成12年）に先立ち制定された「地域保健法」により，生活者個人の視点の重視，住民の多様なニーズに対応したきめ細かなサービス，地域の特性を生かした保健と福祉のまちづくりが進められたことは，在宅ケアの推進に大きな意義があった．全国の行政組織において縦割りであった保健担当部門と福祉担当部門は，「地域保健法」制定後に多くの自治体で「保健福祉部」に統合され，在宅ケアを要する人々への支援の窓口の一本化が促進された．

保健所の活動は，一般の住民にはみえにくいが，複数の市区町村への広域的，専門的な保健福祉サービスの情報収集や，支援の体制整備の機能は保健所固有のものである．また，保健所には，保健師をはじめとする多様な専門職が配置されている．難病対策や精神保健において，社会資源が限られている市区町村が，療養しやすい社会環境整備や支援ネットワークの構築のために，保健所の広域的，専門的，技術的な機能を活用することは，支援の質の向上につなげられる有用な方法である．

在宅ケアに携わる人々が，地域の課題を保健所，市町村と共有し，共に対策を考えていくことが，「地域保健法」の理念である「地域住民の健康の保持及び増進に寄与する」（第1条）ものである．

【第1部第1章Ⅰ．参考文献】
厚生労働統計協会編：国民衛生の動向2013/2014．厚生労働統計協会，東京（2013）．

（工藤禎子）

Ⅱ．高齢者医療確保法

1．目的等

国民の高齢期における適切な医療の確保を図るため，医療費の適正化を推進するための計画

の作成及び保険者による健康診査等の実施とともに，前期高齢者に係る保険者間の費用負担の調整，後期高齢者に対する適切な医療の給付等を行うために必要な制度を設け，もつて国民保健の向上及び高齢者の福祉の増進を図ることを目的としている（第1条）.

なお，正式な名称は，「高齢者の医療の確保に関する法律」である.

2．制定の経緯

1）「老人保健法」の制定

わが国の老人保健医療対策は，昭和38年に「老人福祉法」が制定され，65歳以上の者への老人健康診査制度が設けられたことに始まる．一般に高齢者は有病率が高く，疾病の複合化・慢性化から医療費が高額になるが，低収入な高齢者には負担が容易ではないことから，高齢者の健康保持を図るための措置として，昭和48年から老人医療費支給制度が開始された.

しかしながら，同制度については，①無料であるが故の行き過ぎた受診を招いている，②国民健康保険は，高齢者加入率が被用者保険に比べて高く，負担が過大になっている，③壮年期からの成人病の予防や早期発見のための対策が重要である，等の問題が指摘された.

これらを踏まえた検討の結果，老後における健康の保持と適切な医療の確保を図るため，疾病の予防，治療，機能訓練等の保健事業を総合的に実施し，もって国民保健の向上および老人福祉の増進を図ることを目的として「老人保健法」が制定され，昭和58年に施行された.

同法により，①負担の公平，健康への自覚や適正な受診を促すという趣旨から高齢者にも一部負担を求め，②老人医療費を国，地方公共団体，各医療保険者が共同で拠出することで全国民が公平に負担し，③疾病対策や健康づくりを含む総合的な老人保健医療対策を推進することとなった.

その後，昭和61年の同法改正により寝たきり老人等に対して医療サービスと生活サービスを合わせて提供する施設として老人保健施設が規定され，平成3年改正では老人訪問看護制度が創設された.

また，平成12年からの介護保険制度の実施に伴い，老人保健施設費，老人訪問看護療養費，療養型病床群など介護の色彩が強い医療費に対する公費負担割合を5割とする仕組みを廃止し，老人保健施設の根拠規定を介護保険法に移した.

さらに，平成14年改正では，老人医療の対象を75歳以上に引き上げるとともに，患者負担の定率1割負担が徹底された.

2）老人保健制度の問題点

老人保健制度については，高齢化の進行に伴い老人医療費が増大するなかで，保険者からの老人保健拠出金が増大し，特に被用者保険から次のような問題点が指摘された.

第一に，老人医療費が保険者からの拠出金のなかで現役世代の保険料と高齢者の保険料が区分されておらず，現役世代と高齢世代の費用負担関係が不明確であること.

第二に，高齢者に対する医療の給付を市町村が行う一方，財源は保険者からの拠出金，公費および高齢者の自己負担により賄われ，かかった費用がそのまま保険者の負担として請求される仕組みとなっており，国民健康保険や被用者保険と比較して財政運営の責任が不明確であること．

第三に，産業構造や雇用形態が変化するなかで，被用者年金の加入期間が原則20年以上の被用者保険が支えるという退職者医療制度は，高齢者の医療費の制度間の負担の不均衡を是正するのに不十分であること．

これらの問題点への対応をめぐって長期にわたる検討が重ねられたうえ，平成18年に老人保健法の全面的な改正が行われ，「高齢者の医療の確保に関する法律」として平成20年4月から施行された．

3．現行制度の概要

本法による高齢者医療制度では，高齢者を65歳以上75歳未満の前期高齢者（第32条）と75歳以上の後期高齢者に区分し，前期高齢者についてはその医療費の財政調整の制度を創設するとともに，後期高齢者についてはこれを対象とする後期高齢者医療制度を創設した．また，医療費適正化の推進についても1章（第2章）を設けた．

1）前期高齢者の財政調整制度

前期高齢者については，被用者保険と市町村国保の負担の公平および医療保険制度の安定を確保する観点から，新たに保険者間で財政調整を行う制度を創設することとした．

同制度は，保険者の負担を平準化する仕組みであり，前期高齢者の医療費を国民全体で支えるという趣旨により，前期高齢者の医療給付費について，被用者保険および国民健康保険の加入者数に応じて負担する（第32条，第36条〜第39条）．

退職者医療制度については，経過措置を設けたうえで廃止することとした．

2）後期高齢者医療制度の創設

後期高齢者医療は，高齢者の疾病，負傷または死亡に関して必要な給付を行う（第47条）．支給される医療給付は，新設された高額介護合算療養費（第85条）を除き，旧老人保健制度と同様である（第56条）．

後期高齢者については，都道府県単位で全市町村が加入する広域連合が運営主体となり（第48条），保険料は都道府県単位で決定される（第104条）．

被保険者は，広域連合の区域内に住所を有する75歳以上の者と，65歳以上75歳未満の寝たきり等の者で広域連合の認定を受けたものである（第50条）．

財源構成は，患者自己負担を除き，現役世代（国民健康保険・被用者保険）からの支援金（約4割），公費（約5割）のほか，高齢者からも保険料（1割）を徴収する（第93条，第96条，

第98条，第104条，第118条等）．患者の自己負担は，かかった医療費の1割である（第67条）．

旧老人保健制度が保険者間の共同事業であったのに対し，後期高齢者医療制度は，後期高齢者を被保険者として保険料を徴収し，医療給付を行うなど独立した保険制度となっている．

4．医療費適正化の推進

厚生労働大臣が定める医療費適正化基本方針（第8条）に即して，都道府県は6年ごとに都道府県医療費適正化計画を定める（第9条）．基本方針や医療費適正化計画を定めるに当たっては，病床の機能の分化および連携の推進ならびに地域包括ケアシステムの構築に向けた取組の重要性に留意する．

また，本法は，公的医療保険の各保険者に40歳以上の加入者に対する特定健康診査（第20条）および特定保健指導（第24条）の実施を義務づけている．

【第1部第1章II．参考文献】
　厚生労働統計協会編：保険と年金の動向．厚生労働統計協会，東京（2012）．
　西田和弘：高齢者医療制度．（日本社会保障法学会編）これからの医療と年金，133-152，法律文化社，京都（2012）．
　島崎謙治：日本の医療；制度と政策．286-301，東京大学出版会，東京（2011）．

（玉川　淳）

III．　精神保健及び精神障害者福祉に関する法律

1．法律の趣旨および概要

「精神保健福祉法」と略され一般的に用いられているが，正式名称は「精神保健及び精神障害者福祉に関する法律」であり，精神保健と精神障害者福祉について規定した法律である．「精神保健福祉法」の目的は，「精神障害者の医療及び保護を行い」，「その社会復帰の促進及び自立と社会経済活動への参加の促進のために必要な援助を行い，並びにその発生の予防その他国民の精神的健康の保持及び増進に努めることによって，精神障害者の福祉の増進及び国民の精神保健の向上を図ること」（第1条）である．

本法は，精神障害者の「医療と保護」という本法以前の目的に加え，「自立と社会参加の促進

のための援助」という福祉の要素を明確に位置づけている．平成25年に改正された障害者総合支援法と同様に，精神障害者を地域および在宅でケアするために医療福祉の専門職が知っておかなければならない重要な法律である．

「精神保健福祉法」は，総則（第1章），精神保健福祉センター（第2章），地方精神保健福祉審議会及び精神医療審査会（第3章），精神保健指定医，登録研修機関，精神科病院及び精神科救急医療体制（第4章），医療及び保護（第5章），保健及び福祉（第6章），精神障害者社会復帰促進センター（第7章），雑則（第8章），罰則（第9章），の9章から構成されている．

ここでは，保健および医療に関連する内容として，第4章および第5章について説明する．

2．制定の経緯

わが国において最初に精神保健医療について規定された法律は，私宅監置を合法化した明治33年施行の「精神病者監護法」であったが，第二次世界大戦を経て，欧米の精神衛生に関する知識の導入や，公衆衛生の向上増進を国の責務とする日本国憲法の成立があり，昭和25年に精神障害者に対する適切な医療および保護を主な目的とする「精神衛生法」が制定された．これにより私宅監置制度は廃止され，都道府県に設置が義務づけられた精神科病院に，患者は次々と収容され薬物療法を受けるようになった．

精神科病院は全国各地にその数を増やしていったが，看護職員による患者への暴行が問題となった宇都宮病院事件をきっかけとして，入院患者をはじめとする精神障害者の人権擁護を求める声が高まり，昭和62年には，任意入院制度の創設や精神医療審査会の創設等を内容とする「精神保健法」に改正された．

平成5年には「障害者基本法」，平成6年には「地域保健法」が成立し，身体障害者や知的障害者と同様に精神障害者が支援対象として明確に位置づけられた．国，都道府県および市町村の役割分担や地域精神保健対策の見直しが図られたこともあり，「精神保健法」は，平成7年に自立と社会参加の促進のための援助を加え，障害者福祉の要素を法の枠組みのなかに組み込み福祉の充実が図られ，精神障害者社会福祉施設の設置とその機能が明記された「精神保健及び精神障害者福祉に関する法律（精神保健福祉法）」に改正された．以後，平成11年，18年，26年と3回の改正を経て現在に至っている．

平成26年度の改正では，精神障害者の医療の提供を確保するための指針の策定，保護者制度の廃止，医療保護入院の見直し，精神医療審査会に関する見直しが行われた．

3．精神保健指定医，登録研修機関，精神科病院及び精神科救急医療体制（第4章）

1）精神保健指定医

精神保健指定医とは，患者本人の意思によらない措置入院や医療保護入院の要否，行動の制限等の判定を行うのに必要な知識及び技能を有すると認められる医師であり（第18条），指定

表 1-1-3-1　精神保健指定医の要件

1．5 年以上診断または治療に従事した経験を有すること
2．3 年以上精神障害の診断または治療に従事した経験を有すること
3．厚生労働大臣が定める精神障害について，診断・治療に従事した経験を有すること
4．厚生労働省令に定められた研修の課程を修了していること

を受けるには表 1-1-3-1 に示す要件を満たす必要がある．実務経験については，定められた
ケースレポートによって審査される．また，資格を更新するためには 5 年ごとに定められた研
修の受講が必要である．

2）診察および保護の申請

「精神障害者又はその疑いのある者を知った者は，だれでも，その者について指定医の診察及
び必要な保護を都道府県知事に申請することができる」（第 22 条）．また，「警察官は，職務を
執行するに当たり，異常な挙動その他周囲の事情から判断して，精神障害のために自身を傷つ
け又は他人に害を及ぼすおそれがあると認められる者を発見したときは，直ちに，その旨を，
最寄りの保健所長を経て都道府県知事に通報しなければならない」（第 23 条）と規定されてい
る．

第 22 条には，「精神障害のために自身を傷つけ又は他人に害を及ぼすおそれがあると認められ
る」という文言はないが，「精神障害又はその疑いのある者」というだけで無関係の第三者か
ら通報されることはほとんどない．実質的には自傷行為や他害行為の可能性が高い場合に限ら
れる．また，第 22 条の手続きは複雑であり，実際には警察に連絡し，警察官から通報をする第
23 条を適用することのほうが多い．

3）入院形態

「精神保健福祉法」には精神障害者の入院形態として，表 1-1-3-2 に示すとおり規定されて
いる．

4）精神科病院の管理者の責務

医療保護入院者を入院させている精神科病院の管理者は，医療保護入院者の退院後の生活環
境に関する相談および指導を行う者（精神保健福祉士等）を選任し，退院後の生活環境に関し，
入院者およびその家族等からの相談に応じさせ，指導をさせなければならない（第 33 条の 4）．

また，医療保護入院者の退院による地域における生活への移行を促進するために必要があると
認められる場合には，地域援助事業者（入院者本人や家族からの相談に応じ必要な情報提供
等を行う相談支援事業者等）を紹介するよう努めなければならない（第 33 条の 5）．その他，
「必要に応じて地域援助事業者と連携を図りながら，医療保護入院者の退院による地域におけ
る生活への移行を促進するために必要な体制の整備その他の当該精神科病院における医療保護
入院者の退院による地域における生活への移行を促進するための措置を講じなければならな

第1部・第1章　保健・医療に関連する諸制度　　13

表 1-1-3-2　入院形態

	任意入院 (第 22 条の 3)	医療保護入院 (第 33 条)	応急入院 (第 33 条の 4)	措置入院 (第 29 条)	緊急措置入院 (第 29 条の 2)
判定者	医師	精神保健指定医 (または特定医師*1) 1 人	精神保健指定医 (または特定医師) 1 人	精神保健指定医 2 人以上	精神保健指定医 1 人
同意	本人の同意	配偶者，親権者，扶養義務者，後見人又は保佐人*2．該当者がいない場合は，市区町村長が同意の判断を行う	なし (備考参照)	なし (都道府県知事の権限)	なし (備考参照)
入院期限	期限なし	期限なし (特定医師の判断の場合は 12 時間以内)	72 時間以内 (特定医師の判断の場合 12 時間以内)	期限なし (自傷他害のおそれがないと認められるまで)	72 時間以内
備考	退院の申し出があり，入院継続の必要があった場合は精神保健指定医の判断で 72 時間の退院制限ができる	医療および保護のため入院が必要と認められ，本人の同意が得られず，任意入院が行われる状態にない場合	急を要し，その家族等の同意を得て医療保護入院の手続きをとることができない場合	医療および保護のために入院させなければ自傷他害のおそれがある場合	急を要し，措置入院に係る手続をとることができない場合

＊1：特定医師とは，4 年以上（精神科 2 年以上）の経験を有する医師である．
＊2：日常生活の意思決定が困難な者を支援する「成年後見制度」によって，本人の権利を守り，サービス利用など契約や財産管理を行う者である．患者の判断能力の程度によって「後見人」「保佐人」「補助人」を家庭裁判所が選任する．

い」（第 33 条の 6）．
　平成 26 年改正では，附帯決議において「速やかな退院の促進に努めることを指導徹底するとともに，医療保護入院等の患者の退院後における地域生活への移行を促進するため，相談対応や必要な情報の提供，アウトリーチ支援など，その受け皿や体制整備の充実を図ること」とされている．具体的な施策として，病院や入所施設から地域生活への移行を支援し，地域への定着支援も行う「精神障害者地域移行・地域定着支援事業」[1]や，多職種アウトリーチチームによる集中的かつ柔軟なケアを提供する「精神障害者アウトリーチ推進事業」[2]等が実施されており，その内容の一部は「精神科重症患者早期集中支援管理料」「精神科複数回訪問加算」として診療報酬上で算定可能な在宅ケアとして制度化された[3]．

4. 医療及び保護（第 5 章）

　精神科病院の管理者は，精神科病院に入院中の者の処遇について，厚生労働大臣が定める基準を遵守すること（第 37 条）と規定されており，精神保健指定医は病状に応じた最小限の範囲で，その行動について隔離など以下に述べるような必要な制限を行うことができる（第 36 条）．しかし，行動制限に際しては個人の尊厳を尊重し，人権に配慮しつつ，患者に対して行動制限

表 1-1-3-3　隔離

1．他の患者との人間関係を著しく損なうおそれがあるなど，その言動が患者の病状の経過や予後に著しく悪く影響する場合
2．自殺企図または自傷行為が切迫している場合
3．他の患者に対する暴力行為や著しい迷惑行為，器物破損が認められ，他の方法ではこれを防ぎきれない場合
4．急性運動興奮などのため，不穏，多動，爆発性などが目立ち，一般の精神病室では医療または保護を図ることが著しく困難な場合
5．身体的合併症を有する患者について，検査および処置のため，隔離が必要な場合

の必要性について可能な限り説明をするように努めなければならない．

1）隔離

　隔離とは「内側から患者本人の意思によっては出ることができない部屋の中へ1人だけ入室させることにより，当該患者を他の患者から遮断する行動の制限」であり，その対象となる場合の基準が示されている（表1-1-3-3）．

　たとえ隔離室という名前の部屋を使用していても，鍵がかけられていない場合は隔離にはあたらない．逆に一般病室であっても鍵をかけられて自由に出ることができなければ隔離である．隔離は，12時間以上になる場合と12時間以下の場合では，その手続きが異なる．12時間を超える隔離は，精神保健指定医でなければ指示できないが，12時間以内であれば，精神保健指定医以外の医師であってもその必要性を判断することができる．

　また，患者が自ら望んで隔離室に入る場合があるが，この場合は自分の意思で入室したという書面にサインをしてもらう必要がある．この場合も看護（定時のラウンドなど）は隔離と同じように行わなければならない．

　なお，隔離を行った場合にはその旨を診療録に記載しなければならない．行動制限の理由，開始日時，解除日時を記載する．また，隔離を行った場合には，医師は原則として，少なくとも毎日1回診察を行わなければならず，看護の観察基準では1時間に1回以上の観察が必要である．隔離をしている状態では医療従事者から出向かなければ，患者は自分に起こっていることを訴える手立てがなく，危険な状態にあることを認識する必要がある．

2）身体拘束

　身体拘束とは，「衣類または綿入り帯などを使用して，一時的に当該患者の身体を拘束し，その運動を抑制する行動の制限」であり，その対象と場合の基準が示されている（表1-1-3-4）．

　身体拘束を行った場合にも隔離と同様にその旨を診療録に記載しなければならず，行動制限の理由，開始日時，解除日時を記載する．隔離や身体的拘束を行った場合には，定期的な会話などによって注意深く状態を観察する必要があり，適切な医療，保護が確保されなければならないとされており，特に拘束の場合には，医師は頻回に診察を行わなければならず，看護の観察基準では30分に1回以上の観察が必要である．

第1部・第1章　保健・医療に関連する諸制度　　15

表 1-1-3-4　身体拘束

1．自殺企図または自傷行為が著しく切迫している場合
2．多動または不穏が顕著である場合
3．精神障害のためにそのまま放置すれば，患者の生命にまで危険が及ぶおそれがある場合

表 1-1-3-5　病院機能評価

1．身体抑制の適用基準と実施手順が明確である
2．必要性が適切に評価されている
3．必要性とリスクなどについて説明がなされている
4．身体抑制についての同意が得られている
5．患者・家族の不安を軽減するように説明され，記録されている
6．適用・解除を含め，医師の指示に基づいて実施している
7．身体抑制中の患者の状態・反応を観察している
8．抑制の回避・軽減・解除に向けた取り組みがある

〔統合版評価項目 V6.0 より一部抜粋〕

　なお，介護老人保健施設では「介護保険法」に基づく省令[4]によって，「サービスの提供に当たっては，当該入所者又は他の入所者等の生命又は身体を保護するため緊急やむを得ない場合を除き，身体的拘束その他入所者の行動を制限する行為を行ってはならない」と規定されているが，一般病棟では「根拠となる法律に基づかない」拘束となるために，これまでに多くの訴訟が起こっている．表 1-1-3-5 で示した病院機能評価（統合版評価 V6.0）の項目に沿って看護を実施することが必要であるが，根拠法の存在しない在宅の現場でも「身体拘束ゼロへの手引き」[5]で示されている「切迫性」「非代償性」「一時的」を遵守したケア提供をする必要がある．

3）通信，面会の制限

　「精神科病院の管理者は，入院中の者につき，その医療又は保護に欠くことのできない限度において，その行動について必要な制限を行うことができる」（第 36 条第 1 項）が，その規定にかかわらず，「信書の発受の制限，都道府県その他の行政機関の職員との面会の制限その他行動の制限であって，厚生労働大臣があらかじめ社会保障審議会の意見を聴いて定める行動の制限については，これを行うことができない」（第 36 条第 2 項）と規定されている．

　通信（電話，手紙）や面会は，患者の人権擁護や社会とのかかわりの面から，基本的には自由に行われる必要があり，さらに自由であることを，文書または口頭で伝える必要がある．しかし，患者の状態から判断して，家族や友人などとの通信や面会が病状の悪化や治療を妨げるおそれがある場合など，医療または保護のうえで合理的な理由がある場合にかぎり，医師の判断で制限を行うことができる．しかし，人権擁護に関する連絡先への通信はたとえ隔離中であっても絶対に妨げてはならない．その連絡先は，見やすいところに掲示するなどの措置を行う必要がある．

　信書の発受に関する例外としては，送られてきた封筒に刃物や薬物などの異物が入っている

と考えられるとき，十分に患者に説明をしたうえで看護師の見ているところで開封してもらい，異物を取り出したうえで信書のみ患者に渡す場合のみである．その場合，当該措置をとったことを診療録に記載しなければならない．

4）退院請求および不服申し立て

　精神科病院に入院中の者またはその家族等は，都道府県知事に対して，当該入院中の者を退院させることや，精神科病院の管理者に退院や処遇改善を命じることを請求できる（第38条の4）．このような請求があった場合，都道府県知事は精神医療審査会に審査を求めなければならない（第38条の5）．厚生労働大臣又は都道府県知事は，精神科病院に入院中の者の処遇が著しく適当でないと認めるときは，当該精神科病院の管理者に改善計画の提出や，処遇の改善のために必要な措置を採ることを命ずることができる（第38条の7）．

【第1部第1章Ⅲ．文献】
1）厚生労働省：精神障害者地域移行・地域定着支援事業実施要綱（2010）．
2）厚生労働省：精神障害者アウトリーチ推進事業実施要項（2011）．
3）萱間真美：厚生労働省科学研究費補助金　アウトリーチ（訪問支援）に関する研究．総括研究報告書（平成23年度～25年度）（2014）．
4）厚生労働省：介護老人保健施設の人員，施設及び設備並びに運営に関する基準．平成24年3月30日厚生労働省令第53号（2012）．
5）厚生労働省：身体拘束ゼロへの手引き；高齢者ケアに関わるすべての人に．身体拘束ゼロ作戦推進会議（2011）．

（木戸芳史）

Ⅳ．感染予防に関する法律

1．感染症の予防及び感染症の患者に対する医療に関する法律（通称「感染症法」）[1～3]

1）「感染症法」の目的

　「感染症法」は，感染症の予防と感染症をもつ患者に対する医療について必要な措置を講じることにより，感染症の発生とまん延を予防し，公衆衛生の向上および増進を図ることを目的としている．

2）「感染症法」の背景

　感染予防に関する法律としては，過去に「伝染病予防法」「性病予防法」「エイズ予防法」が存在したが，平成10年にこれらを統合した「感染症法」が制定され，平成11年に施行された．平成19年にはさらに「結核予防法」を統合し，その後も数回の改正を経て現在に至っている．また，同法では，過去にわが国においてハンセン病，後天性免疫不全症候群の患者や家族に対する差別や偏見が存在した事実を踏まえ，患者の人権を尊重しつつ，蔓延防止に必要な対策を講じることを強調している．

3）「感染症法」の概要

　「感染症法」では，病原体の感染性や感染症の重症度をもとに，感染症を一類～五類，新型インフルエンザ等感染症，指定感染症，新感染症の8種類に分類したうえで，それぞれの感染症について，発生した場合の届出，健康診断，就業制限や入院，消毒，検疫等について規定している．平成27年5月現在，「感染症法」の対象とされている疾患を表1-1-4-1に示す．対象疾患や届出基準は随時変更されるため，これらに関する最新情報は厚生労働省のホームページ等で確認することが勧められる．

2．廃棄物の処理及び清掃に関する法律（通称「廃棄物処理法」）[4〜7]

1）「廃棄物処理法」の目的

　「廃棄物処理法」は，廃棄物の排出を抑制し，適正な処理（分別，保管，収集，運搬，再生，処分等）を行い，生活環境を清潔にすることを通して，生活環境の保全と公衆衛生の向上を図ることを目的としている．

2）「廃棄物処理法」の背景

　廃棄物処理に関する法律としては，かつて昭和29年に制定された「清掃法」が存在したが，経済成長に伴う廃棄物量の増大や環境汚染に対応するため，昭和45年に新たに「廃棄物処理法」が制定され，翌46年に施行された．施行当初は，主として環境汚染（公害）への対応が主体であり，廃棄物の定義を定め，事業活動に伴って排出した廃棄物は，事業者が処理責任を有すること（排出者責任の原則）を規定した．その後同法は，廃棄物量の削減や資源循環を重視する社会情勢を反映しながら数回の改正を経ており，現在は，排出者責任についても，より厳格な規定が設けられている．

3）「廃棄物処理法」の概要

　「廃棄物処理法」では，廃棄物の定義，廃棄物処理業者に対する許可，廃棄物処理施設の設置許可，廃棄物処理基準等が規定されている．医療機関に対しても，他の事業体と同様，排出者責任が課せられている．特に感染性廃棄物の処理については，同法に基づいて適切に行うこと

表 1-1-4-1　感染症法の対象となる感染症

【すべての医療機関が，患者の発生を届出なければならない感染症】

一類感染症	エボラ出血熱，クリミア・コンゴ出血熱，痘そう，南米出血熱，ペスト，マールブルグ病，ラッサ熱
二類感染症	急性灰白髄炎（ポリオ），結核，ジフテリア，重症急性呼吸器症候群（SARS コロナウイルスに限る），中東呼吸器症候群（MERS コロナウイルスに限る），鳥インフルエンザ（H5N1），鳥インフルエンザ（H7N9）
三類感染症	コレラ，細菌性赤痢，腸管出血性大腸菌感染症，腸チフス，パラチフス
四類感染症	E 型肝炎，ウエストナイル熱，A 型肝炎，エキノコックス症，黄熱，オウム病，オムスク出血熱，回帰熱，キャサヌル森林病，Q 熱，狂犬病，コクシジオイデス症，サル痘，重症熱性血小板減少症候群（SFTS ウイルスに限る），腎症候性出血熱，西部ウマ脳炎，ダニ媒介脳炎，炭疽，チクングニア熱，つつが虫病，デング熱，東部ウマ脳炎，鳥インフルエンザ（H5N1，H7N9 を除く），ニパウイルス感染症，日本紅斑熱，日本脳炎，ハンタウイルス肺症候群，B ウイルス病，鼻疽，ブルセラ症，ベネズエラウマ脳炎，ヘンドラウイルス感染症，発しんチフス，ボツリヌス症，マラリア，野兎病，ライム病，リッサウイルス感染症，リフトバレー熱，類鼻疽，レジオネラ症，レプトスピラ症，ロッキー山紅斑熱
五類感染症の一部	アメーバ赤痢，ウイルス性肝炎（E 型肝炎，A 型肝炎を除く），急性脳炎（ウエストナイル脳炎，西部ウマ脳炎，ダニ媒介脳炎，東部ウマ脳炎，日本脳炎，ベネズエラウマ脳炎，リフトバレー熱を除く），クリプトスポリジウム症，クロイツフェルト・ヤコブ病，劇症型溶血性レンサ球菌感染症，後天性免疫不全症候群，ジアルジア症，侵襲性インフルエンザ菌感染症，侵襲性髄膜炎菌感染症，侵襲性肺炎球菌感染症，水痘（入院例に限る），先天性風疹症候群，梅毒，播種性クリプトコックス症，破傷風，バンコマイシン耐性黄色ブドウ球菌感染症，バンコマイシン耐性腸球菌感染症，風疹，麻疹（薬剤耐性アシネトバクター感染症）
新型インフルエンザ等感染症	新型インフルエンザ，再興型インフルエンザ
指定感染症	なし

【指定した医療機関に限り，患者の発生を届出る感染症（五類感染症の一部）】

小児科定点医療機関	RS ウイルス感染症，咽頭結膜熱，A 群溶血性レンサ球菌咽頭炎，感染性胃腸炎，水痘，手足口病，伝染性紅斑，突発性発しん，百日咳，ヘルパンギーナ，流行性耳下腺炎
インフルエンザ定点医療機関及び基幹定点医療機関	インフルエンザ（鳥インフルエンザ及び新型インフルエンザ等感染症を除く）
眼科定点医療機関	急性出血性結膜炎，流行性角結膜炎
性感染症定点医療機関	性器クラミジア感染症，性器ヘルペスウイルス感染症，尖圭コンジローマ，淋菌感染症
基幹定点医療機関	感染性胃腸炎（ロタウイルスに限る），クラミジア肺炎（オウム病を除く），細菌性髄膜炎（髄膜炎菌，肺炎球菌，インフルエンザ菌によるものを除く），マイコプラズマ肺炎，無菌性髄膜炎，ペニシリン耐性肺炎球菌感染症，メチシリン耐性黄色ブドウ球菌感染症，薬剤耐性緑膿菌感染症
疑似症定点医療機関	摂氏 38 度以上の発熱及び呼吸器症状（明らかな外傷または器質的疾患に起因するものを除く），発熱及び発しん又は水疱

が厳しく求められている．このため，通常医療機関では，環境省が発行している「廃棄物処理法に基づく感染性廃棄物処理マニュアル」に沿って感染性廃棄物の処理を実施している．「廃棄物処理法」において，家庭から排出される医療廃棄物は在宅医療廃棄物とよばれ，一般廃棄物に分類される．在宅医療廃棄物は，特別区を含む市町村が収集，運搬，処分することが規定されているが，家庭から排出される針などの鋭利物や血液で汚染された医療材料等の取り扱いについて明確な規定はない．このため，各自治体が感染性のある在宅医療廃棄物を定義し，その処理法を定めているのが現状である．また環境省主管の検討会や日本医師会は，在宅医療廃棄物の処理に関するガイドラインを発行している．

3．予防接種法[8]

1）「予防接種法」の目的
　「予防接種法」は，感染症の発生と蔓延を予防するために，予防接種等の必要な措置を講ずること，さらに予防接種による健康被害の迅速な救済を図ることを目的としている．

2）「予防接種法」の背景
　「予防接種法」が施行された昭和23年当時は，天然痘，腸チフス，パラチフスなどの感染症による死亡が多発していた．「予防接種法」はこのような社会的損失を防ぐために制定され，非接種者に対する罰則規定も設けられた．その後は，医療および生活水準の向上に伴い，感染症による死亡が激減する一方，予防接種による健康被害が社会問題となった．このため，昭和51年に非接種に対する罰則規定が廃止され，予防接種は罰則のない義務接種となった．さらに平成6年には，予防接種禍訴訟に対する司法判断を受けて，接種が義務規定から努力義務規定へと変更された．現在，同法で規定されるワクチンは，接種の努力義務があり，公的に実施される「定期接種ワクチン」と，努力義務がない「任意接種ワクチン」に大別される．
　このように接種に対する個人の意思が尊重されるようになる一方で，ワクチン接種率の低下により，平成19年には麻疹が，平成22年には風疹が国内で大流行した．また，わが国では公的に実施されるワクチンの種類が先進諸国に比べて少ない「ワクチン・ギャップ」が存在することから，平成25年に「予防接種法」が改正され，定期接種ワクチンの種類を増やすとともに，予防接種を推進するための計画立案と改訂を定期的に行うことや，予防接種施策に専門部会（厚生科学審議会）の意見を反映させることなどが新たに規定された．

3）「予防接種法」の概要
　予防接種には，「予防接種法」に基づいて実施される「定期予防接種」および「臨時予防接種」と，同法に基づかない「任意予防接種」に大別される．定期予防接種はさらに，A類疾患とB類疾患に分類される（表1-1-4-2，3）．A類疾患は，主に集団感染と重症化の予防に重点がおかれており，接種の努力義務が課せられている．後者は主として個人の感染予防に重点が

表 1-1-4-2　予防接種法の対象疾病（定期予防接種）

A 類疾病[*1]	ジフテリア，百日せき，急性灰白髄炎（ポリオ），麻疹，風疹，日本脳炎，破傷風，結核，Hib 感染症，小児の肺炎球菌感染症，ヒトパピローマウイルス感染症（子宮頸がん予防），水痘
	痘そう（天然痘）[*2]
B 類疾病[*3]	インフルエンザ，肺炎球菌感染症

＊1：接種対象年齢が規定されている
＊2：生物テロ等により，蔓延の危険性が増大した場合，臨時接種を行う
＊3：対象は，①65 歳以上の高齢者，②60 歳から 65 歳未満の慢性高度心・腎・呼吸器機能や免疫機能の不全者に限られる

表 1-1-4-3　任意予防接種

1．B 型肝炎，流行性耳下腺炎，ロタウイルス感染症
2．定期接種対象疾患で対象年齢の枠外で行うもの
3．海外渡航前に行う予防接種：黄熱，破傷風，狂犬病，日本脳炎，B 型肝炎，A 型肝炎など

おかれており，接種の努力義務は課せられていない．

定期予防接種の費用負担は，A 類は費用の9割を，B 類は3割を地方交付税で賄い，残りの全部または一部を自治体が負担するように定められている．臨時予防接種は，感染症の蔓延を防ぐ必要性が生じた場合に，政令により実施されるものである．任意予防接種にかかる費用は通常自己負担となるが，接種率を高めるために，公費助成制度を設けている自治体もある．

医療従事者は，自分自身また他者への二次感染予防のために麻疹，風疹，水痘，流行性耳下腺炎，B 型肝炎に対する免疫を獲得しておくことが望ましい．これらの感染症に対するワクチンは，小児期に定期予防接種として受けられるもの以外は，「予防接種法」に基づかない任意予防接種となる．

4．学校保健安全法[9,10]

1）「学校保健安全法」の目的
「学校保健安全法」は，児童生徒や職員の健康の保持増進を図るため，学校における保健管理および安全管理に関する規定を定めている．これにより，学校教育が円滑に実施され，その成果を確保することに貢献することを目的としている

なお，この法律の対象は文部科学省が管轄する教育機関である幼稚園，小学校，中学校，高等学校，中等教育学校，特別支援学校，大学および高等専門学校であるが，厚生労働省が管轄する保育所でも，この法律に準拠した対応が行われている．

2）「学校保健安全法」の背景
平成 21 年に，従来の「学校保健法」が「学校保健安全法」という名称に変更され，学校における保健管理に加えて，安全管理に関する条項が加えられた．感染予防については，従来の「学

表 1-1-4-4　学校保健安全法が規定する感染症

第一種	エボラ出血熱，クリミア・コンゴ出血熱，痘そう，南米出血熱，ペスト，マールブルグ病，ラッサ熱，急性灰白髄炎，ジフテリア，重症急性呼吸器症候群（SARS に限る），鳥インフルエンザ（H5N1 に限る）
第二種	インフルエンザ（鳥インフルエンザ H5N1 を除く），百日咳，麻しん，流行性耳下腺炎，風しん，水痘，咽頭結膜熱，結核，髄膜炎菌性髄膜炎
第三種	コレラ，細菌性赤痢，腸管出血性大腸菌感染症，腸チフス，パラチフス，流行性角結膜炎，急性出血性結膜炎，その他の感染症
感染症法で規定される新型インフルエンザ等感染症，指定感染症，及び新感染症は，第一種の感染症とみなす	

表 1-1-4-5　学校保健安全法に基づく出席停止期間

第一種	治癒するまで
第二種（結核，髄膜炎菌性髄膜炎を除く）	下記の期間（ただし，病状により学校医その他の医師において感染のおそれがないと認めたときは，この限りでない） ・インフルエンザ（鳥インフルエンザ（H5N1）及び新型インフルエンザ等感染症を除く）：発症した後 5 日を経過し，かつ，解熱した後 2 日（幼児にあっては 3 日）を経過するまで ・百日咳：特有の咳が消失するまで又は 5 日間の適正な抗菌性物質製剤による治療が終了するまで ・麻しん：解熱した後 3 日を経過するまで ・流行性耳下腺炎：耳下腺，顎下腺，舌下腺の腫脹が発現した後 5 日を経過し，かつ全身状態が良好になるまで ・風疹：発しんが消失するまで ・水痘：すべての発しんが痂皮化するまで ・咽頭結膜熱：主要症状が消退した後 2 日を経過するまで
結核，髄膜炎菌性髄膜炎及び第三種	病状により学校医その他の医師において感染のおそれがないと認めるまで

校保健法」の時代から，学校において予防する必要がある感染症や，感染症に罹患した場合の出席停止期間が規定されている．平成 21 年の改正では，一部の感染症の出席停止期間が変更された．

3）「学校保健安全法」の概要

　「学校保健安全法」では，予防すべき感染症を，発症した場合の重症度に応じて第一種，第二種，第三種に分類している（表 1-1-4-4）．また，これらの感染症に罹患した場合の出席停止期間や，臨時休校等の対応についても規定している．出席停止は，他の児童生徒への二次感染を予防する目的で規定されており，その期間は各感染症の感染性期間に応じて定められている（表 1-1-4-5）．

【第 1 部第 1 章Ⅳ．文献】
1）感染症の予防及び感染症の患者に対する医療に関する法律（平成十年十月二日法律第百十四号）．最

終改正：平成二三年一二月一四日法律第一二二号.

2） 感染症の予防及び感染症の患者に対する医療に関する法律施行令（平成十年十二月二十八日政令第四百二十号）. 最終改正：平成二五年四月二六日政令第一三〇号.

3） 感染症の予防及び感染症の患者に対する医療に関する法律施行規則（平成十年十二月二十八日厚生省令第九十九号）. 最終改正：平成二五年九月三〇日厚生労働省令第一一四号.

4） 廃棄物の処理及び清掃に関する法律（昭和四十五年十二月二十五日法律第百三十七号）. 最終改正：平成二四年八月一日法律第五三.

5） 環境省大臣官房 廃棄物・リサイクル対策部：廃棄物処理法に基づく感染性廃棄物処理マニュアル. 平成 24 年 5 月.

6） 環境省主管 在宅医療廃棄物の処理の在り方検討会：在宅医療廃棄物の処理に関する取組推進のための手引き. 平成 20 年 3 月.

7） 日本医師会：在宅医療廃棄物適正処理ガイドライン. 平成 20 年 2 月.

8） 予防接種法（昭和二十三年六月三十日法律第六十八号）. 最終改正：平成二五年一二月一三日法律第一〇三号.

9） 学校保健安全法（昭和三十三年四月十日法律第五十六号）. 最終改正：平成二〇年六月一八日法律第七三号.

10） 厚生労働省：2012 年改訂版 保育所における感染症対策ガイドライン. 平成 24 年 11 月.

（坂本史衣）

V. 薬事法

1. 「医薬品医療機器等法」の目的

「医薬品, 医療機器等の品質, 有効性及び安全性の確保等に関する法律」（以下,「医薬品医療機器等法」）の第 1 条は,「この法律は, 医薬品, 医薬部外品, 化粧品, 医療機器及び再生医療等製品（以下「医薬品等」という.）の品質, 有効性及び安全性の確保並びにこれらの使用による保健衛生上の危害の発生及び拡大の防止のために必要な規制を行うとともに, 指定薬物の規制に関する措置を講ずるほか, 医療上特にその必要性が高い医薬品, 医療機器及び再生医療等製品の研究開発の促進のために必要な措置を講ずることにより, 保健衛生の向上を図ることを目的とする」と定めている.

この目的のうち, 在宅ケアにおいてもっとも重要な部分は,「医薬品等の品質, 有効性及び安全性の確保並びにこれらの使用による保健衛生上の危害の発生及び拡大の防止」であり, 医薬品等の規制について考える場合は, 常にこれらの目的につながるかという視点で解釈していくことが肝要である. そのことによって, 最終的に「保健衛生の向上を図る」ことができるのである.

2．「薬剤師法」について

　また，「医薬品医療機器等法」と関わりの深い法律として「薬剤師法」がある．「薬剤師法」第1条には「薬剤師は，調剤，医薬品の供給その他薬事衛生をつかさどることによつて，公衆衛生の向上及び増進に寄与し，もつて国民の健康な生活を確保するものとする」と定められている．また，「医薬品医療機器等法」第1条の5には「医師，歯科医師，薬剤師，獣医師その他の医薬関係者は，医薬品等の有効性及び安全性その他これらの適正な使用に関する知識と理解を深めるとともに，これらの使用の対象者(動物への使用にあつては，その所有者又は管理者．第68条の4，第68条の7第3項及び第4項，第68条の21並びに第68条の22第3項及び第4項において同じ．）及びこれらを購入し，又は譲り受けようとする者に対し，これらの適正な使用に関する事項に関する正確かつ適切な情報の提供に努めなければならない」と定められている．

　したがって，薬剤師においては，医薬品等の有効性及び安全性の確保等をしながら，調剤および医薬品の供給，情報提供等を行い，最終的に「国民の健康な生活を確保する」ことが義務となっており，医薬品等に関する責任は，薬剤師が担っていることを十分に意識したうえで，業務にあたることが求められるのである．

3．医薬品とは

　医薬品とは，「医薬品医療機器等法」第2条第1項に定められており，以下のとおりである．
　①日本薬局方に収められているもの
　②診断治療等に使用されることが目的とされているもの（機械器具等，記録媒体，医薬部外品，再生医療等製品は除く）
　③人等の身体の構造等に影響を及ぼすことが目的とされているもの（機械器具等，医薬部外品，再生医療製品は除く）
　このうち，①については明らかであるが，②③については分かりにくい．この治療・予防等に使用されることが目的とされているものという意味は，そのものに本当に効果があるかどうかは関係なく，治療・予防等の目的（医薬品的な効能効果を標榜しているもの等）で販売されているものはすべて「医薬品」になるということである．たとえば，「がんが治る」として，まったく効き目のない健康食品を販売した場合，その健康食品はがんの治療が目的とされているため「医薬品」となり，「医薬品」としての規制に従っていなければ，薬事法違反になるのである．このように，目的を示して販売した場合に「医薬品」となることよって，「医薬品医療機器等法」が適用され，まったく効果のないものを医薬品として製造したり，販売したりすることを規制しているのである．

4．調剤の場所

　在宅ケアにおいては，医師の指示に基づき，薬剤師が患者宅を訪問して，薬学的管理および指導を行うことがあるが，このような場合であっても，薬剤師が処方せんに基づき，薬物の調剤を行う場所は，あくまで薬局内でなければならないことに注意が必要である．

　すなわち，「薬剤師法」第22条は，「薬剤師は，医療を受ける者の居宅等（居宅その他の厚生労働省令で定める場所をいう．）において医師又は歯科医師が交付した処方せんにより，当該居宅等において調剤の業務のうち厚生労働省令で定めるものを行う場合を除き，薬局以外の場所で，販売又は授与の目的で調剤してはならない」と定めており，原則，調剤ができるのは「薬局」内に限られるのである．

　ただし，患者の居宅等においても疑義照会を行うこと，および処方せんを交付した医師等の同意を得て，「医薬品の数量を減らして調剤する業務（調剤された薬物の全部若しくは一部が不潔になり，若しくは変質若しくは変敗するおそれ，調剤された薬物に異物が混入し，若しくは付着するおそれ又は調剤された薬物が病原微生物その他疾病の原因となるものに汚染されるおそれがない場合に限る）」（薬剤師法施行規則第13条，第13条の2）は可能であり，その他処方せんを受領すること，薬物を交付すること等は行えると考えられている．

5．FAX および電子メール等による調剤の前提行為

　在宅ケアにおいては，事前に患者が薬局に処方せんを FAX や電子メール等で送信し，それに基づき，薬局で医薬品を用意しておくことがあるが，調剤は，処方せんの原本によって行わなければならない（「薬剤師法」第23条）．したがって，事前の FAX 等による薬物の調整は，あくまで調剤の前提行為であり，患者から処方せんの原本を受け取ることによって調剤が完成することになるので，薬物の交付においては必ず処方せんの原本が必要である（平成元年11月15日付け薬企第48号・保険発第107号厚生省薬務局企画・保険局医療課長連名通知，および平成26年2月5日付け薬食総発0205第1号厚生労働省医薬食品総務課長通知参照）．なお，原本の受け取りは患者の居宅等でも可能である．

6．医薬部外品

　「医薬部外品」とは，「人体に対する作用が緩和な」外用剤や殺虫剤等（「医薬品医療機器等法」第2条第2項1号，2号）のほか，本来なら「医薬品」にあたる治療・予防等を目的としているもののうち厚生労働大臣が指定するものをいう（「医薬品医療機器等法」第2条第2項3号）．この厚生労働大臣の指定には健胃薬や整腸薬も含まれている．

　「医薬品」と「医薬部外品」の規制の違いはさまざまあるが，「医薬部外品」の規制は「医薬品」に比べてゆるやかになっている．なお，小売に関しては，薬局開設や医薬品販売の許可等

を受けなくても販売でき，実際にコンビニエンスストア等でも販売がされている．

7．食品

「医薬品」「医薬部外品」「再生医療等製品」を除いたすべての飲食物が，食品ということになり（「食品衛生法」4条1項），「医薬品医療機器等法」の規制は受けない．一般的に「健康食品」と分類されるものがあるが，特に法的な定めはなく，食品の一種である．ただし，前述のように，効能効果のない食品であっても，効能効果を標榜していれば，治療予防等の「目的」があるとして「医薬品」となり，「医薬品医療機器等法」の規制を受けるので注意が必要である．もっとも，特定保健用食品や栄養機能食品，機能性表示食品については，一部そのような表示が認められている．

8．医薬品との併用

患者が医薬品を服用している場合には，他の医薬品を併用する場合には当然であるが，医薬部外品や健康食品等であっても，併用によって問題が起こる場合がある．したがって，医薬品を服用している際に併用しようとする場合には，薬剤師等に事前に相談することが不可欠である．

9．医療機器

医療機器とは，「人若しくは動物の疾病の診断，治療若しくは予防に使用されること，又は人若しくは動物の身体の構造若しくは機能に影響を及ぼすことが目的とされている機械器具等（再生医療等製品を除く．）であつて，政令で定めるものをいう」（「医薬品医療機器等法」第2条第4項）をいい，一般用医療機器，管理医療機器，高度管理医療機器，特定保守管理医療機器に区別される．

一般用医療機器（ピンセット，メス等）を販売等する場合には届出等は必要ないが，管理医療機器（補聴器，電子血圧計等）を販売等するには届出（「医薬品医療機器等法」第39条の3），高度管理医用機器（コンタクトレンズ等）または特定保守管理医療機器（MR装置等）の販売等をする場合には許可が必要である（「医薬品医療機器等法」第39条）．なお，薬局の許可や医薬品の販売業の許可申請をした場合には，通常管理医療機器の販売等の届出をしているとみなされる．

VI. 麻薬及び向精神薬取締法

1. 麻薬

1）麻薬とは

　麻薬とは，「麻薬及び向精神薬取締法」第2条第1項第1号において規定されるものをいい，当然ながら，通常の医薬品等に比べ厳しく取り締まられている．一般人においては，麻薬を譲渡，譲受，所持等をすることはできず（第12条，第24条，第26条，第28条等），違反すれば罰則が科せられる．

2）麻薬の譲渡および譲受

　自由に購入等できないことは，当然，患者においても同様であり，病院等で院内処方において麻薬を交付してもらう（第24条第1項，第26条第1項第1号），または麻薬処方せんにより薬局において調剤してもらう必要がある（第24条第10項，第25条，第26条第1号）．

　しかし，ここで注意が必要なのは，すべての医師や薬局が麻薬の処方や調剤等ができるわけではないことである．麻薬を自ら交付する，または麻薬処方せんを発行できるのは，医師，歯科医師，獣医師のうち，「麻薬施用者」の免許を有するものに限られ（第3条第2項第7号），原則，治療の目的以外では施用できない（第27条第1項および3項）．また，麻薬小売業者の免許を取得している薬局でなければ，麻薬を患者に調剤することはできない．すべての薬局で麻薬の調剤ができるわけではないのである（第26条第1項，第24条第1項第1号，同条第10項）．

　また，麻薬診療施設（麻薬施用者が診療に従事する病院等）または麻薬小売業者でなければ麻薬卸売業者から麻薬を購入できず（第26条），さらに，同一県内の麻薬卸売業者に限られ（第24条第9項），麻薬譲渡証および麻薬譲受証の交換が必要である（第32条第1項）．なお，原則として，診療所や薬局から卸売業者への返品はできない．

3）患者の看護にあたる者への譲渡

　以上のとおり，病院や薬局等が麻薬を譲渡できるのは，治療上必要な患者に限られ，患者本人に手渡すことが原則である．それでは，患者を看護するものに麻薬を手渡すことはできないのであろうか．

　この点については，麻薬を使用する患者は，そのつど来局することが困難であることや，薬剤師等と直接対応することが困難である場合が多いと考えられるため，患者の病状等の事情に

より，患者自身が麻薬を受領することが困難と認められる場合には，患者の家族または患者の看護にあたる看護師，ホームヘルパー，ボランティア等に対しても麻薬を交付することができ，看護にあたる者が受け取ることができると考えられる．もっとも，麻薬は，規制の必要性が高い医薬品であることを考慮し，不正流通等防止のため，看護にあたる者が患者等の意を受けた者であることを書面，電話等で確認しておくことが望ましく，患者が交付された麻薬を指示どおり服薬していることを，患者または患者の家族等を通じて随時確認しておくことが望まれる．

4）麻薬の保管等

麻薬小売業者である薬局等は，麻薬の受払いについては帳簿の作成が義務づけられており（第39条），施設内の鍵をかけた堅固な設備内への保管が必要である（第34条）．

5）麻薬小売業者間の譲渡許可

麻薬小売業者である薬局は，処方された麻薬の在庫が不足して麻薬処方せんにより調剤できない場合には，その不足分を同一都道府県の他の薬局から譲り受ける許可を申請し，許可を受けて譲受することができる（第24条第1項，同法施行規則第9条の2）．なお，貸し借りすることは，譲渡譲受違反になるため，できない．

6）患者宅での麻薬の管理

患者に交付された麻薬は，患者等の責任のもとで取り扱うことになるが，麻薬の性質上できるだけ，人目につかない場所に保管すること，ほかの物と間違うことのないよう区別して保管することなどを指導し，また，服用状況を確認し残薬等も確認することが望ましい．また，患者宅で紛失や盗難にあった場合には，すみやかに警察に通報するよう指導し，医療従事者において盗難の可能性がきわめて高い等と判断した場合にも通報することが望ましい．

7）麻薬の廃棄

麻薬小売業者である薬局等が麻薬を廃棄する場合には，あらかじめ都道府県知事に届け出て当該職員の立ち会いのもと廃棄する必要がある（第29条）．しかし，患者が亡くなるなどして，飲み残しや不要となった麻薬を薬局等に持参した場合には，麻薬管理者または麻薬小売業者が，回収が困難な方法で廃棄することができ，廃棄後30日以内に「調剤済麻薬廃棄届」により都道府県知事へ届け出る必要がある（第35条第2項）．なお，廃棄にあたっては，ひとりで行うのではなく，不正がないことを明らかにするため他の職員等の立会の下にするべきである．

8）麻薬の携帯輸出

患者が，自己の治療の目的で，麻薬を携帯して輸出する場合は，事前に，地方厚生局長に，規定の申請書に疾病名，治療経過および麻薬の施用を必要とする旨を記載した医師の診断書を添えて，あらかじめ許可を受ける必要がある（第17条，同規則第6条の2）．

2. 向精神薬について

1）向精神薬の取扱

　向精神薬とは，第2条第1項第6号に定められているものをいい，さらに第一種から第三種までに分類され，患者に対しては，医師の処方せん等の指示に基づかなければ譲渡することはできない（第50条の16および17）．しかし，麻薬とは異なり，薬局の許可を受けていれば，原則，向精神薬卸売業者および向精神薬小売業者の免許を受けた者とみなされるので，通常の薬局であれば向精神薬の調剤が可能である（第50条の26）．また，薬局等からの卸売業者への返品も可能である（第50条の16，同規則第36条第1項）．

　向精神薬を薬局等で保管する場合には，業務従事者が実地に盗難の防止に必要な注意をしている場合以外は，鍵をかけた設備内で行う必要がある（第50条の21，同規則第40条）．

　また，薬局等で廃棄する場合には，許可や届出の必要はないが，第一種向精神薬および第二種向精神薬を廃棄したときは記録が必要であり（第50条の23第3項），回収困難な方法によって行う必要がある．なお，患者への向精神薬の交付，患者に交付された向精神薬の返却，返却を受けた向精神薬の廃棄については，記録の必要はない（同規則第42条）．

2）向精神薬の携帯輸出

　向精神薬は，原則輸出することはできないが（第50条の11），患者は，自己の治療の目的であれば携帯して出国することができる（第50条の11第2号）．ただし，施行規則別表第一に定められている量を超える向精神薬を携帯して出国する場合には，これらの向精神薬を携帯して輸入，輸出することが，自己の疾病の治療のため特に必要であることを証する書類の所持が必要である（同規則第30条第2号）．なお，渡航先においてはわが国と異なる法規制を行っている場合もあるので，各国の在日大使館に問い合わせる等注意が必要である．

【第1部第1章V～Ⅵ. 参考文献】
　厚生労働省医薬食品局監視指導・麻薬対策課：病院・診療所における麻薬管理マニュアル（2011）.
　厚生労働省医薬食品局監視指導・麻薬対策課：薬局における麻薬管理マニュアル（2011）.
　薬事法規研究会編：逐条解説　薬事法. 五訂版, ぎょうせい, 東京（2012）.

（赤羽根秀宜）

VII. 健康保険法

1. 目的

「健康保険法」は，労働者又はその被扶養者の業務災害以外の疾病，負傷若しくは死亡又は出産に関して保険給付を行い，もって国民の生活の安定と福祉の向上に寄与することを目的とする法律である（第1条）.

2. 保険者と被保険者

わが国では，原則としてすべての国民が何らかの公的医療保険に強制加入している（国民皆保険）. 公的医療保険は被用者保険と地域保険に大別されるが，健康保険は，公務員の加入する共済組合とともに被用者保険に位置づけられる.

健康保険の保険者には，中小企業の被用者を対象として事業を行う法人として設立された全国健康保険協会と，大企業の被用者が加入する事業所ごとに設立された健康保険組合がある（第4条）.

被保険者には，適用事業所に使用される者（後期高齢者医療の被保険者等を除く）のほか，退職などにより被保険者の資格を喪失したあとも引き続き資格喪失時の保険者の被保険者となる者（任意継続被保険者）がある（第3条）.

3. 保険給付

1）給付の種類

被保険者に対して行われる給付としては，療養の給付，入院時食事療養費，入院時生活療養費，訪問看護療養費，保険外併用療養費，療養費，傷病手当金，移送費，埋葬料，出産育児一時金，出産手当金がある（第52条）.

これらの給付のうち保険医療機関に関して中核となるのは，療養の給付である. 療養の給付には，「診察」「薬物又は治療材料の支給」「処置・手術その他の治療」「居宅における療養上の管理及びその療養に伴う世話その他の看護」「病院又は診療所への入院及びその療養に伴う世話その他の看護」がある（第63条）.

かつて「健康保険法」では，在宅医療は処置・手術その他の治療に包含されるという解釈がなされてきたが，平成6年の同法改正により，「居宅における療養上の管理及びその療養に伴う

世話その他の看護」として明記された．また，同改正では，訪問看護療養費も規定された．それまでの訪問看護事業は「老人保健法」により実施されるのみであったが，健康保険等の高齢者以外の被保険者にも対象が拡大されることとなった．

被扶養者の疾病や負傷についても，被保険者の場合と同様の保険給付が行われる．

2）給付の方法

療養の給付については，70歳未満の被保険者は，要する費用の3割に相当する額を一部負担金として保険医療機関や保険薬局に支払い，残りの部分については現物給付の扱いとなる（第74条，第76条）．

被扶養者については，家族療養費に代理受領方式を認める条文が規定され（第110条），実質的には現物給付化されている．

被保険者や被扶養者が，同一の月にそれぞれ保険医療機関から受けた療養に係る一部負担金の額の合算額が一定額を超える場合には，超える額が高額療養費として支給される（第115条）．

また，療養の給付に係る一部負担金の額と介護保険の利用者負担額の合計額が著しく高額である場合には，高額介護合算療養費が支給される（第115条の2）．

訪問看護療養費は，居宅で継続して療養を受ける状態にあり，かつ，病状が安定またはこれに準ずる状態にある被保険者に対し，看護師等が療養上の世話または必要な診療の補助を行う指定訪問看護事業者から訪問看護を受けたときに支給される（第88条）．被扶養者についても，同様の給付が家族訪問看護療養費により行われる（第111条）．

3）保険医療機関等

療養の給付は，厚生労働大臣の指定（第65条）を受けた保険医療機関が行う．

また，保険医療機関で診療に従事する医師は，厚生労働大臣の登録を受けた者でなければならない（第64条）．

保険医療機関は，「保険医療機関及び保険医療養担当規則」の定めるところに従い，療養の給付を担当しなければならない（第70条）．療養担当規則では，保険医療機関の療養の給付の担当範囲・担当方針や保険医の診療方針などが定められている．

保険薬局や訪問看護事業者についても，同様に厚生労働大臣による指定が行われる．

4）費用の算定

療養の給付に要する費用の額は，厚生労働大臣が定めるところにより，算定するものとされている（第76条）．この定めは厚生労働省告示で示されており，これにより，保険医療機関が行う保険医療サービスに対する対価として保険者が支払う報酬（診療報酬）が算定される．

診療報酬には，保険適用とされた個々の保険医療サービスの公定価格を定めるとともに，保険適用の対象となる保険医療サービスの範囲を定めるという機能がある．

診療報酬は，おおむね2年に1回改定される．内閣が予算編成過程を通じて決める改定率の

下で社会保障審議会が定める改定の基本方針に沿って，厚生労働大臣が中央社会保険医療協議会に諮問し，答申を踏まえ決定する（第82条，「社会保険医療協議会法」第2条）.

診療報酬においては，在宅療養支援診療所・病院に対する評価をはじめとして，在宅医療の充実を図るための点数も設定されている.

5）診療報酬の審査支払い

療養の給付を行った保険医療機関は，診療報酬を請求する際に診療報酬明細書（レセプト）を作成して提出する. 保険者は，療養担当規則や算定告示に照らしてレセプトに記載された診療行為や使用された薬物が適切なものであるかどうかを審査する. 審査の請求および支払いに関する事務については，社会保険診療報酬支払基金または国民健康保険団体連合会に委託することができる（第76条）.

なお，保険医療機関や診療報酬などに関する「健康保険法」の規定は，「国民健康保険法」など他の医療保険各法において準拠されている. かかる意味において，「健康保険法」は，医療保険制度の中核的な役割を果たしている.

4．費用の負担

健康保険事業を行うための費用は，保険料（第155条）と国庫負担（第151条，第152条）により賄われる. 保険料は，被保険者の標準報酬月額（第40条），標準賞与額（第45条）に一般保険料率（第160条）を乗じた金額である.

【第1部第1章Ⅶ. 参考文献】
　厚生労働統計協会編：保険と年金の動向 2013/2014. 49-68, 厚生労働統計協会，東京（2013）.
　前田雅子：健康保険法.（亘理　格，北村喜宣編）重要判例とともに読み解く個別行政法，403-414, 有斐閣，東京（2013）.

（玉川　淳）

第2章

福祉に関連する諸制度

I. 社会福祉法

1. 制定までの経緯

「社会福祉法」は，社会福祉を目的とする事業の全分野における共通的基本事項について定めた法律である．昭和26年に「社会福祉事業法」として制定されて以降，約半世紀にわたり，社会福祉関係法に規定された各種の福祉サービスを実施するための基盤として位置づけられてきた．しかし，少子・高齢化の急速な進展や家族機能の変化，社会福祉に対する国民の意識の変化など，わが国の社会福祉を取り巻く状況の大きな変化に伴って増大，多様化する福祉需要への対応が求められるようになった．このような状況の下，利用者がサービス事業者と対等な関係に基づいてサービスを選択できる，利用者の立場に立った新しい社会福祉制度を構築するとともに，サービスの質の向上，社会福祉事業の充実・活性化，地域福祉の推進等に向けて，1990年代後半より検討が重ねられてきた社会福祉基礎構造改革を具現化するかたちで，平成12年5月に「社会福祉の増進のための社会福祉事業法等の一部を改正する等の法律」が成立し，「社会福祉事業法」は「社会福祉法」に題名改正され，同年6月に施行された．

2. 「社会福祉法」の内容

「社会福祉法」は，「総則（第1条〜第6条）」「地方社会福祉審議会（第7条〜第13条）」「福祉に関する事務所（第14条〜第17条）」「社会福祉主事（第18条・第19条）」「指導監督及び訓練（第20条・第21条）」「社会福祉法人（第22条〜第59条）」「社会福祉事業（第60条〜第74条）」「福祉サービスの適切な利用（第75条〜第88条）」「社会福祉事業に従事する者の確保の推進（第89条〜第106条）」「地域福祉の推進（第107条〜第124条）」「雑則（第125条〜第130条）」「罰則（第131条〜第134条）」の全12章で構成されている．以下，その主たる内容について整理していく．

1）目的および基本的理念

「社会福祉法」の目的は，社会福祉を目的とする他の法律とともに福祉サービスの利用者の利益の保護および地域福祉の推進を図ること，また，社会福祉事業の公明かつ適正な実施の確保および社会福祉を目的とする事業の健全な発達を図ることによって，社会福祉の増進に資することである（第1条）．福祉サービスの基本的理念については，個人の尊厳の保持を旨とし，その内容は，福祉サービスの利用者が心身共に健やかに育成され，またはその有する能力に応じ

自立した日常生活を営むことができるように支援するものとして，良質かつ適切なものでなければならないと規定している（第3条）．そして，地域住民，社会福祉を目的とする事業を経営する者および社会福祉に関する活動を行う者に対して，地域福祉の推進に努めること（第4条），社会福祉を目的とする事業の経営者に対して，利用者の意向を十分に尊重したサービスを総合的に提供することができるように努めること（第5条）と規定している．

2）社会福祉事業の範囲

社会福祉事業は，第1種社会福祉事業と第2種社会福祉事業に区分されている（第2条第1項）．

第1種社会福祉事業には，入所型施設を経営する事業の多くが含まれるほか，授産施設を経営する事業などが含まれる（第2条第2項）．経営主体は，原則として国，地方公共団体または社会福祉法人である（第60条）．

第2種社会福祉事業には，主に訪問型サービス事業や通所型サービス事業，相談支援に関する事業などが含まれる（第2条第3項）．第1種社会福祉事業よりも経営主体に対する法的規制が弱く，国および都道府県以外の者が事業を開始したときは，事業開始日から1月以内に都道府県知事に届け出を行うことが求められている（第69条第1項）．

3）福祉に関する事務所

福祉に関する事務所（以下，福祉事務所）は，社会福祉行政の重要な実施機関のひとつであり，都道府県および市（特別区を含む）に設置が義務づけられている（町村は任意設置）．市町村の福祉事務所は，福祉六法（「生活保護法」「児童福祉法」「母子及び父子並びに寡婦福祉法」「老人福祉法」「身体障害者福祉法」「知的障害者福祉法」）に定める援護，育成または更生の措置に関する事務をつかさどる（第14条第6項）．また，都道府県の福祉事務所は福祉三法（「生活保護法」「児童福祉法」「母子及び父子並びに寡婦福祉法」）に定める援護または育成の措置に関する事務をつかさどる（第14条第5項）．福祉事務所の職員構成として，所長，指導監督を行う所員（査察指導員），現業を行う所員（現業員），事務を行う所員が配置されている（第15条第1項）．なお，査察指導員と現業員は，社会福祉主事でなければならないとされている（第15条第6項）．

4）社会福祉法人

社会福祉法人とは，社会福祉事業を行うことを目的として設立された法人であり（第22条），社会福祉事業を行うために必要な資産を備えていることが要件とされている（第25条）．また，社会福祉事業に支障がない限り，公益事業や収益事業を行うことができる（第26条第1項）．社会福祉法人を設立するためには，定款を定めて所轄庁（第30条）の認可を受けなければならない（第31条第1項）．また，役員（理事および監事）の定数・任期・選任および欠格（第36条），理事の代表権（第38条），監事の職務（第40条）などについて規定している．

5）福祉サービスの適切な利用

社会福祉事業の経営者に対して，利用者が適切かつ円滑に福祉サービスを利用できるようにするための情報の提供を行うこと（第75条第1項），利用契約の申し込み時に契約の内容およびその履行に関する事項について説明するよう努めること（第76条），利用契約の成立時に関係事項を記載した書面を交付すること（第77条第1項），利用者の立場に立って良質かつ適切な福祉サービスを提供するために，福祉サービスの質の自己評価を行うなど，質の向上のための措置等を構ずるよう努めなければならないこと（第78条）について規定している．また，福祉サービス利用援助事業の実施にあたっての配慮（第80条）や，利用者等からの苦情の適切な解決に努めること（第82条）などについて規定している．

6）地域福祉の推進

地域福祉の推進を図るために，市町村が地域福祉計画（第107条）を策定して地域福祉の推進に関する事項を一体的に定めること，都道府県が地域福祉支援計画（第108条）を策定して市町村の地域福祉の支援に関する事項を一体的に定めることとしている．また，市町村社会福祉協議会および地区社会福祉協議会（第109条），都道府県社会福祉協議会（第110条）に対して，地域福祉の推進を図ることを目的とした事業の実施について規定している．さらに，共同募金については，都道府県の区域を単位として，毎年1回，社会福祉を目的とする事業を経営する者に寄附金を配分することを目的としていること（第112条），寄附金の公正な配分に資するため，共同募金事業を行う社会福祉法人である共同募金会に配分委員会をおくこととされている（第115条第1項）．

【第1部第2章Ⅰ．参考文献】
蟻塚昌克：入門 社会福祉の法制度．第3版，108-172，ミネルヴァ書房，京都（2008）．

（神部智司）

Ⅱ．障害者の日常生活及び社会生活を総合的に支援するための法律（障害者総合支援法）

1．障害者総合支援法

戦後半世紀に至るわが国の社会福祉制度施策の一大改革である平成12年の社会福祉基礎構造改革を受けて，「身体障害者福祉法」「知的障害者福祉法」「児童福祉法」改正に伴う「支援費

制度」を契機に,「障害者自立支援法」は平成17年成立,その後平成24年に,「障害者の日常生活及び社会生活を総合的に支援するための法律」(以下,「障害者総合支援法」)として改正,平成25年度から施行となった.

「障害者総合支援法」の基である「障害者自立支援法」においては,それまでの障害種別ごとの法律による障害者関連施策制度の再編成が図られ,以下のような諸改革が行われた.

(1) 障害者施策の一元化:身体・知的に加え精神障害も対象とし,これら障害者間の制度格差を解消,また施策等実施主体を市町村とし,都道府県は後方支援機能とした.

(2) 利用者本位のサービス体系の再編:障害種別ごとの33種にも及ぶ施設体系を6事業に再編,併せて「地域生活支援事業」「就労支援事業」や「重度障害者向け事業」の創設,さらにこれら事業実施に際して,規制緩和により既存の社会資源の活用を促した.

(3) 就労支援の抜本的強化:特別支援校の卒業者や就労を理由とする施設退所者も少ない現状から,新たな就労支援事業の創設と,雇用施策との連携強化を打ち出した.

(4) 支給決定の透明化・明確化:支援の必要を判断する客観的基準がない,支給決定のプロセスが不明確なことから,必要性については「障害程度区分」を導入,また審査会の意見聴取など決定課程を透明化した.

(5) 安定的な財源の確保:支援費制度の開始により急増する新規利用者と不確実な国費用負担に対して,国や都道府県の費用負担の責任の明確化と,利用者の応能負担を導入することとした.

2.「障害者総合支援法」の概要

(1) 目的:「障害者基本法」の基本理念にのっとり,「身体障害者福祉法」「知的障害者福祉法」「精神保健及び精神障害者福祉に関する法律」「児童福祉法」,その他の障害者および障害児の福祉に関する法律と相まって,障害児者の福祉の増進を図るとともに,障害の有無にかかわらず国民が相互に人格と個性を尊重し安心して暮らすことのできる地域社会の実現に寄与することとしている.

(2) 対象:「身体障害者福祉法」「知的障害者福祉法」「精神保健及び精神障害者福祉に関する法律」「発達障害者支援法」(18歳以上),「児童福祉法」(18歳未満)で規定されている障害児である.

(3) 利用方法:まずは利用者が,都道府県が指定する相談支援事業者ないし本人自身により市町村に申請する.その後,市町村は障害程度区分を認定し,給付サービスの内容と量を決定する.なお,支給決定に際しては,相談支援に従事する相談支援専門員によるケアマネジメントがあり,利用計画の作成が行われる.

(4) 利用にかかる費用:定率(1割)の利用者負担が「障害者自立支援法」施行時に導入されたが,同一生計者単位の所得を前提としていることから,家族との同居の多い障害者では従来よりもかなりの負担増となった.この現状へは多くの批判も寄せられ,平成24年の同法改正

では，所得に応じた負担による「応能負担」が原則となった．

（5）障害福祉サービス：「障害者総合支援法」での障害福祉サービスは，介護給付，訓練等給付，自立支援医療，補装具，地域生活支援事業の5つである．

3．福祉サービスについて（介護給付，訓練等給付，地域生活支援事業）

「障害者総合支援法」では，障害の状態やニーズに応じた適切な支援が効果的かつ効率的に行われるよう，障害福祉サービスの体系を介護的なサービスや就労支援等の訓練系サービスというような「機能」を軸とした体系に整理再編を図っている．

介護給付には，居宅介護（ホームヘルプサービス），重度訪問介護，同行援護，療養介護（医療に係るものを除く），生活介護，短期入所（ショートステイ），重度障害者等包括支援，共同生活介護（ケアホーム），施設入所支援（障害者支援施設での夜間ケア等）の10種類がある．

訓練等給付は，重要な社会参加である就労や雇用のための支援施策であり，具体的には自立訓練，就労移行支援，就労継続支援，共同生活援助（グループホーム）がある．介護および訓練給付は，国と地方公共団体が義務的に費用を負担する自立支援給付で，障害の種別にかかわらず全国一律の共通した仕組み（上記利用方法参照）によりサービスが提供される．

地域生活支援事業は，市町村が創意工夫によって利用者の状況に応じて柔軟に実施するものであり，障害者等が障害福祉サービスを利用しながら，自立した日常生活または社会生活を支援する下記の各種事業がある．

（1）相談支援：障害者等からの相談に応じるとともに，情報の提供及び助言，関係機関との連絡調整などを必要な支援を行う．

（2）移動支援：屋外での移動に困難がある障害者に対し，外出のための支援を行う．

（3）コミュニケーション支援：聴覚，言語，音声機能などの障害により，コミュニケーションに障害のある障害者に，手話通訳者などの派遣および設置，要約筆記者の派遣などを行う．

（4）地域活動支援センター：障害者への創作的活動や生産活動の機会の提供，社会との交流の促進に関する事業などを行う．

（5）日常生活用具給付事業：重度障害者が対象，日常生活の便宜を図り，生活の質の増進を目的に自立生活支援用具などの日常生活用具を給付または貸与する．対象用具には，①介護訓練支援用具（特殊寝台，特殊マット，特殊尿器，体位変換器，移動用リフト等），②自立生活支援用具（入浴補助用具，便器，頭部保護帽，火災報知機，電磁調理器，聴覚障害者用屋内信号装置など），③在宅療養等支援用具（電気式痰吸引機，盲人用体温計等），④情報・意思疎通支援用具（携帯用会話補助装置，点字器，人工咽頭），⑤排泄管理支援用具（ストーマ用装具），⑥居宅生活動作補助用具等がある．

4. 平成 24 年の改正

　地域社会における共生の実現に向けて新たな障害保健福祉施策を講ずるため，平成 24 年 6 月，「障害者自立支援法」が一部改正された．

　この改正では，「障害者自立支援法」の名称を「障害者の日用生活及び社会生活を総合的に支援するための法律（障害者総合支援法）」とするとともに，「自立」の代わりに，新たに「基本的人権を享有する個人としての尊厳」を明記するなどの目的既定の改正，改正「障害者基本法」の目的や基本原則を踏襲した基本理念の創設，障害者の定義に難病等を追加，平成 26 年 4 月からは，重度訪問介護の対象者の拡大，ケアホームのグループホームへの一元化などが実施された．

【第 1 部第 2 章Ⅱ. 参考文献】
　小澤　温，大島　巌編：障害者に対する支援と障害者自立支援制度. 第 2 版，ミネルヴァ書房，京都（2013）.
　社会福祉の動向編集委員会編：社会福祉の動向 2013. 中央法規出版，東京（2013）.

（成田すみれ）

Ⅲ. 生活保護法

1.「生活保護法」の目的と法的枠組および制度概要

　現在の「生活保護法」は，昭和 21 年に戦後の大量の生活困窮者に対する支援策として施行された旧「生活保護法」が，日本国憲法の制定やその後の社会状況の変化に対応するために，昭和 25 年に大幅に改正され成立したものである．

　「生活保護法」は，その第 1 条において「この法律は，日本国憲法第 25 条に規定する理念に基づき，国が生活に困窮するすべての国民に対し，その困窮の程度に応じ，必要な保護を行い，その最低限度の生活を保障するとともに，その自立を助長することを目的とする」と述べられているように，国民の生存権を具体的に保障するとともに人々の自立の助長を目的とした法律であり，わが国における公的扶助の中核を担う生活保護制度の根拠法となっている．

　生活保護制度を運用する際の基本原理として，国家責任による最低生活保障の原理（第 1 条），無差別平等の原理（第 2 条），健康で文化的な最低生活保障の原理（第 3 条），保護の補足性の原理（第 4 条）が定められている．つまり保護は，国の責任によって実施され，保護を要

する場合にはその状態に至った原因によって差別を受けることなく，健康で文化的な最低限度の生活を保障するものであり，その者のもてる資産や能力の活用，扶養義務者による扶養，さらには他制度による給付等をもってしてもなお最低生活が維持されない場合に保護が行われるとされている．

　また，生活保護制度による保護を実施する際の基本原則として，申請保護の原則（第7条），基準及び程度の原則（第8条），必要即応の原則（第9条），世帯単位の原則（第10条）が定められている．すなわち，生活保護制度による保護は，要保護者あるいはその扶養義務者や同居の親族による申請に基づいて開始されるものであり，同法によって規定される生活保護基準に沿って，要保護者の年齢や健康状態などの個々の状態状況を考慮したうえで，個人ではなく世帯を単位として実施される．ただし，申請保護の原則においては，保護の実施機関（以下，保護機関）は要保護者を発見した場合には適切な処置をとる必要があり，要保護者が急迫した状態・状況にあるときには申請がなくても保護を実施できることが明記されている（職権による保護の開始及び変更：第25条）．また，基準および程度の原則による生活保護基準には，保護を実施する際の保護費を支給する程度を決める尺度としての機能に加えて，保護の要否を決めるための尺度としての機能がある．

　保護の種類と内容および方法に関しては，以下のとおりである．まず，保護の申請があった場合には，保護機関は申請者に対する資力調査（ミーンズテスト）を行い，申請者世帯の資産および収入状況と，基準および程度の原則によって定められている生活保護基準とを照らして保護の要否を決定する．その後，保護機関は保護の要否，種類および方法を決定し，申請者に対して申請があった日から14日以内に書面にて通知する（第24条）．保護は，その内容によって生活扶助，教育扶助，住宅扶助，医療扶助，介護扶助，出産扶助，生業扶助および葬祭扶助の8種類の扶助に分けられている．これらの扶助は，その目的や特性から，金銭にて支給される金銭給付と，実際のサービス等で提供される現物給付があり，原則として生活扶助，教育扶助，住宅扶助，出産扶助，生業扶助，そして葬祭扶助が金銭給付に，医療扶助と介護扶助が現物給付によることとなっている．被保護世帯に対してこれらすべての扶助が給付されるのではなく，補足性の原理および基準及び程度の原則に従って，被保護世帯の状況に応じた給付が実施される．また，保護は基本的に居宅にて実施されるが，居宅での生活がむずかしい場合には，被保護者の状態に応じて保護施設などの入所施設において保護が実施される．

2．生活保護制度の現状と課題

　生活保護制度は，わが国における最後のセーフティネットとして非常に重要な役割を担っているものの，近年多くの課題が指摘されている．

　まず，大きな課題として，被保護者数の増加，自立支援，濫給・漏給といった制度の機能不全が挙げられる．長期にわたる景気低迷と高齢化の進展を背景に，平成7年以降保護率は上昇の一途をたどり，被保護者数も平成27年には217万人を超え過去最多を記録している．今後

も無年金・低年金高齢者など被保護者は増加することが見込まれている．一方で，このように増加している被保護者の自立に向けて，自立支援プログラム等が実施されているが，就労によって自立する者は多くなく，依然として被保護者の増加に歯止めをかけるための効果的な対策は講じられていない．また他方では，不正受給などの保護の濫給や，保護が必要な人に支援が行き届いていないという漏給についてもたびたび指摘されている．

　そして大きな課題の2点目として，これらの状況を受けた生活扶助費の減額や「生活保護法」の一部を改正する法律（以下，改正「生活保護法」）の成立など，生活保護費縮減に向けた政策展開が挙げられる．平成25年度の予算案可決によって生活扶助費は大幅に引き下げられた．この生活扶助費の引き下げに対しては，被保護者の生活だけではなく生活保護基準ぎりぎりの生活をしているボーダーライン層や，生活保護基準と連動しているさまざまな制度にも影響を及ぼすことになり，貧困問題を拡大することになるという批判が相次いでなされている．また，「生活保護法」制定以来の大きな改正となる今回の改正「生活保護法」についても，申請の厳格化などによる抑制策であるとの指摘がなされている．

　今後も最後のセーフティネットとして機能するためには，他制度・他施策とも連携連動することにより増加する被保護者への支援や濫給・漏給の問題に対応すると同時に，保護申請を抑制することや被保護者の生活を切り捨てることのない持続可能な制度としていくことが課題となっている．

【第1部第2章Ⅲ．参考文献】
　　生活保護問題対策全国会議編：Q&Aでわかる　基準引き下げと法「改正」の問題点；間違いだらけの
　　　生活保護「改革」．明石書店，東京（2013）．
　　生活保護制度研究会：保護のてびき平成25年度版．第一法規，東京（2013）．
　　生活保護手帳2013年度版．中央法規出版，東京（2013）．
　　東京ソーシャルワーク編：How to 生活保護〔雇用不安対応版〕；申請・利用の徹底ガイド2013-14年版．
　　　現代書館，東京（2013）．
　　山田壮志郎編著：Q&A生活保護利用ガイド；健康で文化的に生き抜くために．明石書店，東京（2013）．

（畑　亮輔）

Ⅳ．児童福祉法

　「児童福祉法」（昭和22年12月12日法律第164号）は，次世代を担う児童の福祉を積極的に行い，すべての児童を健全に育成することを目的として昭和22年に制定された法律であり，その時々の社会のニーズに合わせて改正を重ね，現在まで児童福祉を進める基本的な法律とし

て位置づけられている．「児童福祉法」の制定の背景には，戦後，戦災孤児等の困窮する子ども
の保護とともに，家庭での養育を満足に受けられない児童の増加があり，日本国憲法の理念を
現実のものにするためには，すべての児童を対象とする児童に関する総合的な法律の必要性が
高まり，「児童福祉法」が誕生したのである．

　「児童福祉法」の総則には，「児童福祉の理念」「児童育成の責任」「原理の尊重」が示されて
いる．理念として，「すべて国民は，児童が心身ともに健やかに生まれ，且つ，育成されるよう
努めなければならない」（第1条），「すべて児童は，ひとしくその生活を保障され，愛護されな
ければならない」（第1条第2項）ことが規定されている．また，児童を育成する責任は保護者
だけのものではなく，「国及び地方公共団体は，児童の保護者とともに，児童を心身ともに健や
かに育成する責任を負う」（第2条）とされる．これらについては，「児童の福祉を保障するた
めの原理であり，この原理は，すべて児童に関する法令の施行にあたって，常に尊重されなけ
ればならない」（第3条）と児童福祉保障の原理が規定されている．また，児童福祉法の対象で
ある児童については，「児童とは，満18歳に満たない者をいい，乳児，幼児，少年に分ける．
乳児は，満1歳に満たない者，幼児は，満1歳から，小学校就学の始期に達するまでの者，少
年は，小学校就学の始期から，満18歳に達するまでの者」（第4条）と定義している．

　「児童福祉法」は8章構成となっており，第1章「総則」，第2章「福祉の保障」，第3章「事
業，養育里親及び施設」，第4章「費用」，第5章「国民健康保険団体連合会の児童福祉法関係
業務」，第6章「審査請求」，第7章「雑則」，第8章「罰則」からなっている．また，法の適正
かつ円滑な実施を図るため，同法に基づき，「児童福祉法」施行令，「児童福祉法」施行規則，
児童福祉施設最低基準が定められており，さらに，各種通知により「児童福祉法」の体系が構
成されている．

　「児童福祉法」の具体的な内容として，第1章「総則」では，上記の児童福祉の理念および責
任，児童福祉保障の原理のほか，児童福祉審議会，児童相談所，福祉事務，保健所，児童福祉
司，児童委員，保育士について規定している．第2章「福祉の保障」では，療育の指導，療育
の給付等，居宅生活の支援，助産施設・母子生活支援施設および保育所への入所，要保護児童
に対する保護・措置などについて定めている．第3章「事業，養育里親及び施設」では，主に
各児童福祉施設について，第4章「費用」では，児童福祉に要する費用負担について規定して
いる．

　「児童福祉法」は，幾度かの改正が行われているが，主な改正内容は以下のようである．

　平成9年に行われた改正においては，保育所の措置制度の廃止と子育て相談の実施，放課後
児童健全育成事業の実施，児童相談所の機能の強化，児童家庭支援センターの設立，母子家庭
の自立支援などが盛り込まれた．平成12年には，母子生活支援施設および助産施設が措置制度
から選択利用施設へ変わり，平成13年には，保育士および主任児童委員の法定化，認可外保育
施設の規制の強化，保育所の民営化推進の規定などが定められた．平成15年には，「すべての
児童」「すべての子育て家庭」を対象とした取り組みが行われることとなり，子育て支援事業の
法定化などが定められた．

平成16年には，児童相談に関する体制の充実（市町村の相談体制の強化，要保護児童対策地域協議会の設置など），児童福祉施設・里親等のあり方の見直し（乳児院・児童養護施設の入所児童に関する年齢要件の見直し，里子の監護・教育および警戒に関する里親の権限の明確化，児童福祉施設を退所した者に対する相談その他の援助など），要保護児童に係る措置に関する司法関与の見直し（家庭裁判所の承認を得て行う児童福祉施設への入所措置の有期限化など），慢性疾患児童の健全な育成を図るための措置などが定められた．

　平成20年には，子育て支援事業（乳児家庭全戸訪問事業，養育支援訪問事業，地域子育て支援拠点事業，一時預かり事業，家庭的保育事業）の法定化，里親制度の改正（養育里親と養子縁組里親の区別，養育里親の研修の義務化，里親に対する相談等の支援体制の整備），小規模住居型児童養育事業（ファミリーホーム）の創設，要保護児童対策地域協議会の機能強化，年長児の自立支援策の見直し，施設内虐待の防止などが定められた．

　平成24年には，「障がい者制度改革推進本部等における検討を踏まえて障害保健福祉施策を見直すまでの間において障害者等の地域生活を支援するための関係法律の整備に関する法律」（平成22年12月公布）に伴って改正された児童福祉法が施行された．この改正では，障害児支援の強化を図るため，児童福祉法を基本とした身近な支援の充実，放課後等デイサービス・保育所等訪問支援の創設，在園期間の延長措置の見直しが定められた．とりわけ，重複障害に対応するとともに，身近な地域で支援を受けられるよう，障害種別ごとに分かれた障害児施設（通所・入所）について一元化が図られ，知的障害児通園施設，難聴幼児通園施設，肢体不自由児通園施設などは児童発達支援センターに，知的障害児施設，自閉症児施設，盲児施設，ろうあ児施設，肢体不自由児施設などは障害者入所施設に再編された．

（蘇　珍伊）

V.　老人福祉法

　「老人福祉法」（昭和38年7月11日法律第130号）は，「老人の福祉に関する原理を明らかにするとともに，老人に対し，その心身の健康の保持及び生活の安定のために必要な措置を講じ，もって老人の福祉の向上を図ること」を目的として，昭和38年7月に公布された．その基本的理念は，社会の進展に寄与してきた高齢者を敬愛し，生きがいをもてる健全で安らかな生活を保障するものであり，高齢者福祉の基幹法・基本法として位置づけられている．

1.「老人福祉法」制定後の老人福祉の動向

　1960〜1970年代は，老人福祉推進の基盤づくりが進められた時期である．戦後，「生活保護法」により経済的困窮者を利用対象とした「養老施設」は，昭和38年に「養護老人ホーム」と位置づけられ，常時介護を必要とする高齢者を措置する施設として「特別養護老人ホーム」が創設された．また，家庭奉仕員（ホームヘルパー）派遣事業が制度化されている．

　医療面では，昭和36年に国民皆保険となったが，老人医療費の患者負担が社会問題となり，昭和48年には「老人福祉法」を改正し，老人医療費公費負担を制度化した．しかし，この制度は老人医療費の急増等を招き，国や地方公共団体の財政に重い負担を強いるようになったこと等から，昭和57年に「老人保健法」が制定された．

　1970年代中ごろからは，オイルショックなどを契機に高度経済成長は一転してゼロ成長，マイナス成長を経験した時期でもあった．そして，国・地方の財政が逼迫するなかで，新しい老人福祉の方向性が模索されていく．そのなかで，昭和53年には，短期入所生活介護（ショートステイ事業）が，翌年の昭和54年には通所介護（デイサービス事業）が開始され，整備の進んだ老人ホームの機能を地域に開放する形で，在宅福祉サービスの充実が図られてきた．さらに，昭和57年には，在宅サービスのもう一本の柱である家庭奉仕員派遣事業において所得制限が撤廃され，低所得者に限定されがちであった福祉サービスの対象者は，一般世帯の高齢者へと拡大されていった．

　1980年代後半からは，高齢者介護が大きな社会問題となってきた．それまで老人福祉に対する計画は，単年度計画として国の予算年度のなかで考えられてきたが，高齢化の進展に対応するためには，中期的計画の策定が必要となった．そこで，平成元年に高齢者保健福祉推進10ヵ年戦略（ゴールドプラン）が策定され，在宅福祉対策の緊急整備，ねたきり老人ゼロ作戦，在宅福祉充実のための長寿社会福祉基金，施設の緊急整備，高齢者の生きがいの推進，長寿科学研究の推進，高齢者のための総合的な福祉施設の整備等を柱として，整備が進められてきた．

　他方で，高齢化の急速な進行を踏まえ，社会全体で介護が必要な高齢者を支える仕組みを構築する必要性が高まり，平成9年に「介護保険法」が制定された．介護保険制度は，措置制度から利用契約制度への変更，ケアマネジメントの導入，民間事業者の参入拡大など，従来の社会福祉制度に大幅な変化をもたらした．

2.「老人福祉法」による措置制度の継続

　平成12年に施行された介護保険制度に合わせて，介護が必要な高齢者に対するサービスの部分については，基本的に「介護保険法」に委ねられた．しかし，「老人福祉法」による措置制度の役割がなくなったわけではない．

　「老人福祉法」では，身体上又は精神上の障害があるために日常生活を営むのに支障があるものが，やむを得ない事由により介護保険法に規定するサービスを受けることが著しく困難であ

ると認められる者のみ，「老人福祉法」によるサービスの対象となる．この「やむを得ない事由」とは，虐待や放置された高齢者などの生命・生活・身体が損なわれる恐れがあると判断された場合などが想定されるが，そうした場合，市町村が対象者の福祉サービスの種類や提供機関を決定することになる．

「老人福祉法」第5条の4には，市町村は福祉の措置の実施者として，65歳以上の者（65歳未満の者であって特に必要があると認められるものを含む）又は現に養護する者に対し，「居宅における介護等」（第10条の4）および「老人ホームへの入所等」（第11条）に規定する「福祉の措置」を行うことが定められている．また，老人の福祉に関し，必要な実情の把握に努めるとともに，老人の福祉に関し，必要な情報の提供，並びに相談に応じ，必要な調査及び指導を行い，並びにこれらに付随する業務を行う（第5条の4の第2項）．

また，「支援体制の整備等」（第10条の3）には，「地域の実情に応じたきめ細かな措置の積極的な実施に努めるとともに，居宅サービス，地域密着型サービス，居宅介護支援，施設サービス，介護予防サービス，地域密着型介護予防サービス及び介護予防支援並びに老人クラブその他老人の福祉を増進することを目的とする事業を行う者の活動の連携及び調整を図る等地域の実情に応じた体制の整備に努めなければならない」と定めている．また，この体制整備は，「引き続き居宅において日常生活を営むことができるよう配慮しなければならない」とあり，在宅福祉を掲げている．

3．老人福祉計画による高齢者の保健福祉の推進

平成2年の「老人福祉法」等の改正により，住民にもっとも身近な存在である市町村で在宅福祉サービスと施設福祉サービスがきめ細かく，一元的かつ計画的に提供されるよう老人福祉計画の策定が義務づけられた．また，平成12年の「介護保険法」の施行により，都道府県と市町村は介護保険事業計画を作成し，介護サービスの供給体制の整備を図ることとされた．さらに同年，「社会福祉事業法」が「社会福祉法」へと改正され，要援護者が安心して地域での生活が営めるよう，都道府県地域福祉支援計画と市町村地域福祉計画の作成が新たに規定されている．

そのため，老人福祉計画（市町村老人福祉計画と都道府県老人福祉計画）は，地域における老人保健福祉事業全般にわたる計画であることから，老人福祉計画と介護保険事業計画は一体のものとして，また，老人福祉計画と地域福祉計画は，「老人の福祉に関する事項を定めるものと調和が保たれるよう作成されなければならない」とされている．

今日，高齢者施策の方向性は，健康で生きがいをもち，安心して生涯をすごすことのできる明るい活力に満ちた長寿福祉社会を目指すものである．老人福祉計画の策定に当たっては，高齢者が可能な限り住み慣れた自宅で，安心して暮らし続けることができるよう，都道府県と市町村は，介護保険事業計画の内容に加え，介護予防対策や健康づくり・生きがいづくり対策といった介護保険の給付対象とならない高齢者に対する施策の推進や地域における総合的・継続

的なケアの提供体制の整備，高齢者の積極的な社会参加といった点にも配慮することが必要である．

【第1部第2章V. 参考文献】
　青柳親房：特別掲載 老人福祉法の半世紀と高齢者介護政策の展望（上）．週刊社会保障，**66**（2694）：54-59（2012）．
　青柳親房：特別掲載 老人福祉法の半世紀と高齢者介護政策の展望（下）．週刊社会保障，**66**（2695）：26-33（2012）．
　医療・介護経営研究会：特集 医療・介護経営の現状と課題（26）介護保険で老人福祉法の役割はどう変わったのか．厚生福祉，5410：2-6（2006）．
　角野雅美：老人福祉法から介護保険へ；老人ホームの体系はどのように変化してきたか（特集 高齢者の人権を守る立場から老人ホームのあり方を考える）．月刊ゆたかなくらし，264：5-11（2004）．
　菊池いづみ：介護サービス利用制度化における老人福祉法の意義；高齢者虐待への措置を通して．長岡大学研究論叢，9：55-67（2011）．
　厚生労働統計協会編：国民の福祉と介護の動向 2012/2013．厚生の指標増刊，**59**（10）：157-175（2012）．
　三浦文夫：「老人福祉法」30年；軌跡と課題．社会福祉研究，58：14-19（1993）．
　宮武正明：わかりやすい老人福祉の歴史（3）「福祉三法」の時代・「老人福祉法」の時代．月刊ゆたかなくらし，268：70-72（2004）．
　押川泰夫：施設を中心に総合ケアの拠点を目指す；介護保険法と老人と老人福祉法の新たな役割．地域ケアリング，**2**（3）：36-42（2000）．

（石田博嗣）

VI. 身体障害者福祉法

　昭和24年制定の「身体障害者福祉法」は，わが国で初めて身体障害者を対象とした法施策で，保護ではなく「更生」を目的とし，障害が故に十分に職業能力を発揮できない者へは，必要な補装具等を交付，さらに指導訓練を図ることで職業復帰を目標としていた．

　その後，社会経済の成長に伴い同法は各種施設の充実などもろもろの整備が行われてきたが，昭和59年には前年の国連「国際障害者年」を受けて，同法の理念は「更生」から「自立」へと変更された．そして，1990年代に入ると，「社会福祉関係8法」の改正に伴い，「身体障害者福祉法」もその目的を「自立と社会参加の促進」であることを明確にし，障害者個々人がその権利と尊厳を損なわれることなく地域社会で生活することを支える法律としていまに至っている．

　同法は，総則で身体障害者の自立への努力を提唱，そのうえで自立および社会経済活動への参加の機会確保については国，地方自治体および国民の責務としている．

内容としては，実施機関（身体障害者更生相談所），更生援護（身体障害者手帳の交付・審査および更生相談・措置），社会参加の促進（各種事業の実施および施設の設置）などがあり，以下，難病疾患等療養者や，重度の要介護高齢者・障害児者の生活支援において有用な主事業を紹介する．

１．身体障害者手帳の交付

「身体障害者福祉法」上の身体障害者とは，視覚，聴覚または平衡機能，音声機能，言語機能またはそしゃく機能の障害，肢体不自由，内臓（心臓，腎臓，呼吸器，膀胱または直腸，小腸・肝臓）およびヒト免疫不全ウイルスによる免疫機能の障害を有する者であって，それらの障害が永続し，かつ障害の程度が同法に定める基準に該当することとして身体障害者手帳の交付を受けた者とされている．

身体に障害がある者は，都道府県知事の定める医師の診断書を添えて，居住地の都道府県知事・政令指定都市の市長に対して，申請することにより身体障害者手帳の交付を受けることができる．身体障害者手帳は，障害を有することの社会的認証でもあり，日常生活や社会生活において種々の支援サービスを利用するためのパスポートともいえるものである．

２．実施機関としての障害者更生相談所

身体障害者福祉に関する行政は，国が統一的運用を図り，基本的には市町村が個々の身体障害者に対し，各種サービスを総合的にきめ細かく提供することとされている．市町村は，身体障害者のための診査や更生相談（医療または保健指導，職業訓練または就職斡旋のために公共職業安定所への紹介等）のほか，必要に応じ自立支援医療，補装具費の支給，各種施設利用についての要請などを行う．援護の第一線は市町村であるが，障害者福祉に係る諸サービスの斡旋や調整では，その前提となる専門的評価判定が必要な場合が少なくない．また，市町村だけでは対応が困難な専門的相談指導を要するケースもあることから，このような専門的相談指導や市町村相互の連絡調整を図る機関として身体障害者更生相談所が全国 78 か所に設置されている（平成 22 年 4 月現在）．

身体障害者更生相談所では身体障害者の更生援護の利便のため，および市町村の援護の適切な実施のために専門的相談等にこたえるべく専門性の高い業務を行うことを規定，そのための専門職員として身体障害者福祉司が配置されている．

３．社会参加の促進

社会参加の促進として，同法では種々の事業や施設の設置を位置づけている．

事業には，視覚障害のある身体障害者および聴覚障害のある身体障害者の意思疎通を支援す

る事業，身体障害者の盲導犬，介助犬または聴導犬の使用を支援する事業，身体障害者のスポーツ活動への参加を促進する事業，その他身体障害者の社会，経済，文化その他あらゆる分野の活動を図る事業があり，障害を有することで社会生活関連動作や，就労就学・余暇等各種社会活動での支障や不自由さの改善，補充や代替え機能を担う役割をもっている.

　施設には，身体障害者福祉センター（A型とB型），補装具制作施設，盲導犬訓練施設，視聴覚障害者情報提供施設など社会参加を支える多様な施設がある. A型福祉センターは，都道府県や政令指定都市に設置され，スポーツやレクリエーションの指導をはじめ，ボランティアの育成や各種相談，さまざまな研修も実施している. B型福祉センターは，地域の身体障害者数に配慮して設置，娯楽の場や障害関係団体への会議室等の貸出，身体障害者デイサービスなども実施している.

　補装具製作施設は，無料または低額で義肢装具の政策や修理を行う施設であり，全国に18か所（平成21年）ある.

　補装具とは，身体の失われた部分や障害のある部分を補い，日常生活や働くことを容易にするために用いられる用具のことであり，身体障害者の活動や参加の利便性や向上に役立つものである. 従来は，補装具の交付または修理に要する費用を公費負担する制度であったが，「障害者総合支援法」の成立により，これまでの現物給付から補装具費の支給となり，要する費用の定率負担（1割）となった. ただし，所得に応じて一定の負担上限の設定がある. なお，平成24年4月からは，利用者負担は「応能負担の原則」と明確化された. 対象補装具は，視覚障害（盲人安全杖，義眼，眼鏡），聴覚障害（補聴器），肢体不自由（義肢，義足，車いす，電動車いす，座位保持装置，歩行器，歩行補助杖），肢体不自由および音声・言語機能障害（重度障害者用意思伝達装置）などである.

　盲導犬訓練施設は，無料または低額な料金で，盲導犬の訓練を行い，視覚障害者に対して利用に必要な訓練を行う施設である.

　視聴覚障害者情報提供施設は，無料または低額な料金で，点字刊行物，視覚障害者用の録音物，聴覚障害者用の録画物その他各種情報を記録した物であって，もっぱら障害者が利用するものの製作と提供を行う. また，点訳もしくは手話通訳者の養成や派遣など，視聴覚障害者のコミュニケーション支援として多様な事業を展開している.

4. 「障害者総合支援法」との関係

　「身体障害者福祉法」は，その目的を「障害者自立支援法」（現「障害者総合支援法」）と相まって，「身体障害者の自立と社会経済活動への参加を促進するため，身体障害者の福祉の増進を図ることを目的」としており，「障害者総合支援法」とは補完し合う関係にある.

　「障害者自立支援法」成立以降「利用契約」に基づくサービス利用が社会的にも周知されてきた現状においても，障害者への虐待等人権が損なわれるような緊急時に際しては，「身体障害者福祉法」に基づく避難の場として施設利用（措置）が残されるなど，障害者の生命を守る最後

の手段として「身体障害者福祉法」の存在は重要かつ不可欠である.

【第1部第2章Ⅵ. 参考文献】
　小澤　温, 大島　巖編：障害者に対する支援と障害者自立支援制度. 第2版, ミネルヴァ書房, 京都
　　(2013).
　社会福祉の動向編集委員会編：社会福祉の動向2013. 中央法規出版, 東京 (2013).

(成田すみれ)

VII. 知的障害者福祉法

1.「知的障害者福祉法」の目的

　「知的障害者福祉法」(昭和35年3月31日に公布, 同年4月1日に施行) は,「障害者の日常生活及び社会生活を総合的に支援するための法律」(以下,「障害者総合支援法」) と相まって, 知的障害者の自立と社会経済活動への参加を促進するため, 知的障害者を援助するとともに必要な保護を行い, 知的障害者の福祉を図ること (第1条) を目的とした知的障害者福祉のための法律である.「社会福祉六法」のひとつとして位置づけられている.

2. 知的障害の位置づけと療育手帳

　「知的障害者福祉法」では, 知的障害の明確な定義は規定されていない. 本法による援助対象は, 18歳以上の療育手帳の所持者となっている (18歳未満の知的障害児は「児童福祉法」で適用されているが, 15歳以上の知的障害児で児童相談所が適当と認めた場合, 本法の対象となる). 療育手帳とは,「療育手帳制度について (昭和48年9月27日厚生省発児156　各都道府県知事・各指定都市市長宛　厚生事務次官通知)」で規定されており, 児童相談所または知的障害者更生相談所で知的障害であると判定された者に交付される手帳である. この手帳に関して「知的障害者福祉法」では規定されていないが, 療育手帳制度と相まって対象者への援助を行う. 手帳には, 知的障害の程度 (以下, 障害の程度) について区分し, 記載されている. 障害の程度の区分の有効期間は原則2年である (2年ごとに児童相談所や知的障害者更生相談所で判定を受けることになっている). 障害の程度の区分は, 重度 (日常生活常時介護を要する程度) をA, それ以外 (その他) の程度をBと2つに区分されているが, 中程度 (たとえばA1・A2・B1, 重度・中度・軽度など) も設定し3区分にすること等さしつかえないとしている [療

育手帳制度の実施について（昭和 48 年 9 月 27 日児発 725　各都道府県知事・各指定都市市長宛　厚生省児童家庭局長通知）］．

3．本法で規定されている主な社会資源とその役割（実施機関や関係職）

1）市町村の福祉事務所・市町村長（町村長）

　市町村の福祉事務所（以下，福祉事務所）は，知的障害者の福祉に関する実情の把握，情報提供，相談対応や調査，指導を行う役割を担っている（第 10 条）．

　市町村長（または町村長）は，知的障害者更生相談所との連携が不可欠となっている．たとえば，福祉事務所に知的障害者福祉司を置いていない市町村長や，福祉事務所を設置していない町村長は，知的障害者にかかわる専門的な知識や技術を必要とする場合に知的障害者更生相談所の技術的援助や助言を求めなければならないとされている（第 9 条第 6 項）．また，市町村長は，知的障害者にかかわる医学的，心理学的および職能的判定が必要な場合，知的障害者更生相談所の判定を求めなければならない（第 9 条第 7 項）．

2）知的障害者更生相談所（第 12 条）

　知的障害者更生相談所は，①市町村の更生援護の実施に関して，市町村相互間の連絡調整や市町村への情報提供，②知的障害者に関する専門的な知識や技術が必要な場合の相談指導，③知的障害者の医学的，心理学的および職能的判定を行う機関である．都道府県は，知的障害者更生相談所を設置しなければならないとされている．

3）知的障害者福祉司（第 13 条）

　知的障害者福祉司は，知的障害者更生相談所や市町村の福祉事務所に置かれている職員である．知的障害者更生相談所に置かれている知的障害者福祉司は，市町村の更生援護の実施に関して市町村相互間の連携調整や市町村への情報提供，知的障害者に関する専門的な知識や技術を必要な場合の相談指導を行う．市町村の福祉事務所に配置されている知的障害者福祉司は，福祉事務所の所員への技術的指導や知的障害者福祉司を置いていない福祉事務所の長から技術的援助および助言を求められた際の協力等が役割となっている．

4）知的障害者相談員（第 15 条の 2）

　知的障害者相談員は，知的障害者やその保護者への相談対応，本人の更生のために必要な援助を行う者である．知的障害者相談員は，知的障害者の人格の尊重や身上の秘密を守らなければならないとされている．都道府県は，社会的信望があり知的障害者の更生援護への熱意や識見をもっている者を知的障害者相談員として委託できる．

4．法律の動向

本法は，「児童福祉法」（昭和22年）や「精神衛生法」（昭和25年）の制定を通して，知的障害者への福祉的な支援の必要性が課題となり，昭和35年に「精神薄弱者福祉法」という名称で制定された．平成10年には，精神薄弱の用語を知的障害という表現に改められたのと併せて，本法においても「知的障害者福祉法」に名称が変更された．平成12年以降，本法はさまざまな転換がみられた．

まず，平成12年の法改正では，「支援費制度」（平成15年度から実施）に基づく措置から契約方式への変更や知的障害者福祉関係の事務が市町村へ委譲されることが示された．そして，平成18年，本法で規定されていたサービスは「障害者自立支援法」に位置づけられ，さらに，平成25年施行の「障害者総合支援法」に移行されている．「障害者総合支援法」に基づくサービス利用がやむを得ない理由で困難な場合，本法では市町村が措置を行うと規定している（第15条の4，第16条）．

【第1部第2章Ⅶ．参考文献】
　障害者総合支援六法．平成25年版，1803-1811，1820-1834，中央法規出版，東京（2013）．
　社会福祉士養成講座編集委員会：新・社会福祉士養成講14障害者に対する支援と障害者自立支援制度．
　　第3版，48-50，中央法規出版，東京（2012）．
　月刊ケアマネジメント編集部：特集 最新イチから学ぶ障害福祉制度．月刊ケアマネジメント，5：7-27
　　（2013）．

（綾部貴子）

VIII. 精神保健及び精神障害者福祉に関する法律

1．「精神保健福祉法」のなかでの福祉の位置づけ

精神保健福祉の法制度の経緯のなかで福祉の萌芽がみえたのは，「精神衛生法」（昭和25年成立）から「精神保健法」（昭和62年に公布）への改正時である．そこで医療における人権への配慮のほかに，慢性期リハビリテーションや地域生活支援的側面を含む「精神障害者社会復帰施設」が新設された．

「障害者基本法」（旧「心身障害者対策基本法」）（平成5年成立）で障害者の定義に精神障害者が含まれたあと，平成7年に「精神保健法」から「精神保健及び精神障害者福祉に関する法

律（精神保健福祉法）」へと改正されて福祉が法内に位置づけられた．福祉に関する主な改正内容は，①法体系全体における福祉施策の位置づけの強化，②精神障害者保健福祉手帳制度の創設，③社会復帰施設種類の追加や通院患者リハビリテーション事業[1]の充実，④正しい知識の普及啓発や相談指導等の地域精神保健福祉施策の充実，などであった．その後の一部改正で精神障害者居宅生活支援事業（短期入所，居宅介護，グループホーム）が加わり，地域生活支援メニューが整備された．

2.「障害者総合支援法」（旧「障害者自立支援法」）と「精神保健福祉法」

平成17年に「障害者自立支援法」（現「障害者総合支援法」）が成立し，障害の種別を問わず一元的に福祉サービスを提供する仕組みになった．そのため「精神保健福祉法」の福祉サービス部分（精神障害者社会復帰施設・居宅生活支援事業）が「障害者自立支援法」に整理統合されたことを受けて一部改正となった．

さらに，「精神保健福祉法」は地域移行の促進，医療に関する指針（大臣告知）の策定，保護者制度の廃止，医療保護入院制度の手続きの見直し等を改正内容として，平成26年4月1日施行された（一部は平成28年）．福祉に関連する改正事項は，1つ目は医療の策定指針のなかで「精神障害者の居宅等における保健医療サービスおよび福祉サービスの提供に関する事項」を指針の内容として検討しなければならないとある．そして2つ目は，保護者制度廃止後の家族の福祉である．家族の法的側面に関わる負担感の軽減が予測される．しかし，現時点で医療保護入院制度における入院同意の「保護者」が「家族等」に変更されただけである．「家族等」という家族範囲の拡大した条件で，入退院に関わる精神障害当事者本人の権利擁護が十分か，あるいは家族間の葛藤が当事者や家族の福祉の阻害要因とならないか，今後，検証していかなければならないであろう．

3.「精神保健福祉法」内の具体的福祉施策

「精神保健福祉法」内の具体的福祉施策は，①相談，援助：社会復帰促進を図るために，病院等施設管理者が相談に応じ必要な援助を行う，②相談指導等：地域における精神科急性症状出現時等の医療に関する相談のほか，社会参加促進のための福祉に関する相談がある．また都道府県，市町村，保健所，精神保健福祉センターなどに精神保健福祉相談員を置くことができる．③精神障害者保健福祉手帳，の主に3つが挙げられる．

①相談，援助の病院等での実施においては，福祉の相談援助を行う精神保健福祉士が精神科病院の必置義務ではないという課題がいまだ残る．②相談指導等における福祉的な相談は，「障害者総合支援法」の仕組みでの対応が主となる．ただし精神障害者の生活支援では，精神科疾患など健康問題は生活と相互関連する特性や未受診，未治療の場合もあり，保健医療と福祉を切り離し難い．保健，医療，福祉，司法と広範囲な領域や機関が関わるケースや複雑困難なケー

スなど必要に応じて，保健所，精神保健福祉センター，市町村が協力して対応することができる．これは「保健所及び市町村における精神保健福祉業務運営要領」[2]に基づく．③精神障害者保健福祉手帳は，精神保健福祉法のなかの唯一の具体的な福祉的施策としてある．

4．精神障害者保健福祉手帳について

精神障害者保健福祉手帳（手帳）は，身体障害者（昭和24年〜），知的障害者（昭和48年〜）の手帳制度に遅れて制度化された．精神疾患と生活能力障害の両面の総合判定に基づき，日常生活で制限を受ける程度により1〜3級の等級がある．手帳発行の手続きは，市町村が窓口となり申請・公布の業務を担う．市町村を経由し，都道府県へ申請し，精神保健福祉センターで判定審査が行われる．なお，手帳の有効期限は2年間である．

手帳の所持により福祉的サービスの利用が円滑になること，および行政側には障害者の数量的構造的な把握が可能となり，施策に反映しやすい利点がある．所持者にとって，①自立支援医療申請時に，医師の診断書の提出が省略されること，②税金の障害者控除，③障害等級1級，2級は生活保護の障害者加算，④障害者雇用促進法における障害者として制度活用，⑤自治体の各種サービス（公共施設利用，公共交通機関など）の利用料減免，などがある．ただし，知的障害者，身体障害者はJR旅客運賃の割引が適応されるが，精神障害者は除外されており，他障害とのサービス格差がある．「障害者総合支援法」においては，支援区分程度の認定を受けて福祉サービス利用となる仕組みがある．自立支援医療や支援区分の認定を受けているが手帳を取得しない人もいる[3]．障害者手帳だけが各障害領域の福祉法に規定されるという仕組みを継続していくべきか，再検討の余地がある．

【注】
(1) 社会適応訓練事業（職親制度）は，平成15年に一般財源化され，その後，他の職業リハビリテーションサービスの充実があることから平成24年に条文削除となった．
(2) 平成12年3月　障第251号　通知，平成18年12月22日　障発第1222003号　改正通知．
(3) 厚生労働省「平成23年患者調査」で精神障害者総患者数が約320万人，入院患者が約31万人，「平成23年度衛生行政報告」では約63万人が精神障害者保健福祉手帳を所持，また，同年「社会福祉行政業務報告」では精神障害者・児の障害者自立支援医療給付件数が約153万件であった．

【第1部第2章Ⅷ．参考文献】
厚生労働省：精神保健及び精神障害者福祉に関する法律の一部を改正する法律案新旧対照（http://www.mhlw.go.jp/topics/bukyoku/soumu/houritu/dl/183-37.pdf,2013.11.27）.
精神保健福祉研究会：三訂精神保健福祉法詳解．中央法規出版，東京（2007）.

（清水由香）

IX. 介護保険法

1.「介護保険法」創設の目的

　従来，高齢期の主な不安は，経済的な不安と健康の不安の2つであったが，急速な高齢化は介護という新たな不安を生んだ．そこで，高齢者の希望を尊重し尊厳をもって生活できるように，介護サービスを社会全体で支え，多様なサービスを総合的に受けられる仕組みとして平成9年12月に「介護保険法」が成立した．「介護保険法」創設の目的は，①家族だけが介護を担うのではなく，社会全体で支える仕組みの構築「介護に対する社会的支援」，②要介護状態になっても残された能力をできるだけ活用する仕組みの構築「要介護者の自立支援」，③措置制度から利用契約制度への移行によって，必要な介護サービスを総合的・一体的に受けることができる仕組みの構築「利用者本位とサービスの総合化」，④将来にわたって安定的に介護サービスが提供できる仕組みの構築「公費負担を5割とした社会保険方式の導入」がある．

2．介護保険制度の概要

　介護保険制度では，介護保険料を納め，介護サービスを受ける資格がある被保険者と保険制度を運営する保険者がいる．被保険者には，第1号被保険者（65歳以上の人）と第2号被保険者（40歳以上64歳以下の人）の2つのグループが存在し，保険料額，納める方法，介護サービスの利用に違いがある．第1号被保険者は保険料を年金から天引き（特別徴収）される場合と市町村に納める（普通徴収）場合がある．保険料額は居住する市町村によって異なる．介護サービスの利用に際して，介護が必要になった原因を問われない．第2号被保険者は医療保険に上乗せして給与から差し引かれる（源泉徴収）が，他の社会保険料と同じように事業主が半額を負担する．保険料額は加入している医療保険の種類によって計算の仕方や額が異なる．介護サービスの利用は，特定疾病（16種類）が原因で介護が必要になった人に限定される．介護保険制度における保険者は市町村（特別区も含む）である．保険者の役割には，①第1号被保険者の介護保険料の金額を決定する，②介護保険料を集め，介護サービスを提供する，③要介護認定を行う，④介護サービス提供事業者へ介護報酬を支払う，⑤市町村特別給付を設定する，⑥介護保険事業計画の作成や基盤整備を行う，⑦地域密着型介護サービス提供事業者の指定，などがある．

3．介護サービス利用の手続きと介護サービスの内容

　介護サービスを利用したいときは，本人または家族等が市町村の介護保険の窓口を訪問し，要介護認定審査を申請する．そのプロセスは，①市町村へ申請，②認定調査員が訪問する認定調査，③コンピュータ判定段階の一次判定，④介護認定審査会が開かれて二次判定（このときには，一次判定結果，認定調査時の特記事項，主治医の意見書をもとに協議），⑤結果通知（申請から30日以内），である．

　結果の類型には，非該当（自立），要支援1〜2の2段階，介護1〜5の5段階がある．認定結果の有効期限は原則として6か月である．要支援・要介護の状況が変化した場合，被保険者はその都度区分変更の申請をすることができる．

　市町村から要介護認定の結果が通知されると，認定区分によって利用できるサービスの種類や量が異なるが，非該当以外は介護サービスが利用できる．介護サービスを利用するときは原則ケアプランに沿って提供される．要支援者に対するケアプラン作成の支援は保健師，要介護者に対するケアプラン作成の支援は介護支援専門員が担当する．ケアプラン作成に係る費用だけは介護保険から10割給付される．また，数は少ないが要支援・要介護者自身がケアプランを作成して介護保険サービスを利用する場合もある．

　介護保険制度のサービスは多様に整備されている．要支援（1〜2）と認定された人に対してのサービスの総称を予防給付，要介護（1〜5）と認定された人に対してのサービスの総称を介護給付という．さらに，市町村特別給付がある．予防給付には，その状態を改善するという介護予防を目的とした12種類の介護予防サービスと3種類の地域密着型サービスがある．介護給付には，その状態の重度化を可能な限り防ぐというという目的で12種類の居宅サービス，8種類の地域密着型サービス，3種類の介護保険施設がある．市町村特別給付は，在宅生活をしている要支援者・要介護者に対して，配食サービスや寝具乾燥サービス等，市町村が独自で提供している介護サービスである．

4．介護保険制度の見直し（平成17年・平成20年・平成23年の法改正）

　介護保険制度では，3年を1期として見直しが行われ，介護保険法をはじめとして関連する法律が一部改正されている．平成17年の法改正では，高齢者が地域で尊厳ある生活を継続できるように，高齢者の状態に応じたサービスを連続して提供することに焦点があてられ，包括的・継続的なサービスを提供する公平・中立な中核機関として地域包括支援センター，新たなサービスとして地域密着型サービス，市町村事業として地域支援事業が創設された．

　平成20年の法改正では，介護保険制度に参入した民間企業の不正発覚を契機に，介護事業運営の適正化に焦点があてられ，法令遵守が履行されるため，介護保険事業者は業務管理体制の整備等を義務づけられた．

　平成23年の法改正では，さまざまな生活支援サービスが日常生活圏域で提供できるように，

地域ケアシステムの実現や給付の効率化・重点化に焦点があてられた．地域密着型サービスに定期巡回・随時対応型訪問介護看護や複合型サービスが追加された．

　将来的に持続性のある介護保険制度となるため，介護報酬の改定，軽度者や高額所得者の自己負担の引き上げ，居宅介護支援の自己負担の導入等，介護サービスの給付と負担のバランスについて協議されている．

【第1部第2章Ⅸ．参考文献】
　増田雅暢，姫野孝雄，大橋　正，ほか：国民の福祉と介護の動向・厚生の指標増刊，**59**（10）：137-179
　　（2013）．
　ミネルヴァ書房編集部編：社会福祉小六法2013．661-884，ミネルヴァ書房，京都（2013）．

（笠原幸子）

Ⅹ．任意後見契約に関する法律（成年後見制度）

1．成年後見制度の背景と動向

　成年後見制度は，旧民法の禁治産・準禁治産制度の問題点を解決する目的で検討され，「民法の一部を改正する法律」等成年後見制度関連4法の成立を受けて，平成12年4月から施行された．その背景として，高齢化の進展に伴い，認知症などで判断能力の低下した高齢者が自身の財産を悪徳商法などにより不当に脅かされるという被害が急増していること，また，介護保険制度をはじめとする福祉サービスの利用が，措置から契約へと移行したことにより，契約に必要な判断能力が不十分な人への支援が求められることなどが挙げられる．

　そして，成年後見制度は，「自己決定の尊重」「残存能力の活用」「ノーマライゼーション」を基本理念として掲げており，旧法の「本人保護」の理念との調和を目指しながら，本人の利益や意思を代弁する権利擁護の考え方を前面に出したものとなっている．

　また，低所得の人でも利用しやすくするため，平成13年からは，市町村の国庫補助事業として市長申立てを原則とした成年後見制度利用支援事業が展開された．平成18年からは市町村の生活支援事業の任意事業として実施されており，市町村は，申立てに要する経費や成年後見人等の報酬の助成等を行っている．現在では，市町村長申立てに限定せず利用できることとされている．

　さらに，「老人福祉法」第32条の2（平成23年新設）に後見等に係る体制整備等として市民後見人の育成が市町村の努力義務として規定された．また，「障害者総合支援法」第77条（平

成 25 年）では，成年後見制度利用支援と後見等を担う人材の育成研修等が市町村の生活支援事業の必須事業として位置づけられた．このように近年，成年後見に関わる法の実施体制整備が進んできている．

また，国民の権利である選挙権に関しては，成年被後見人の開始による選挙権の喪失が憲法違反であるとの判例が出され，平成 25 年 5 月「公職選挙法」等の一部が改正された．これにより成年被後見人の選挙権・被選挙権が回復されている．

2．成年後見制度の概要

成年後見制度は判断力が不十分になってから家庭裁判所への審判の申し立て手続きを経て利用できる「法定後見制度」と本人に十分な判断能力があるうちに契約によりあらかじめ後見の範囲と後見人を決めておく「任意後見制度」に分けられる．

さらに，法定後見制度は，制度を利用する本人の判断能力の程度に応じて，後見・保佐・補助の 3 つに類型化されている．

1）法定後見制度

法定後見制度の概要を表 1-2-10-1 に示す．

（1）後見等開始の流れ

法定後見制度は，家庭裁判所に後見等（保佐・補助を含む）開始の審判を申立てることによって手続きが開始される．ただし，法律上，申立てできる人は制限されており，申立てに必要な書類と手数料等を提出する必要がある．申立て後，裁判所の職員が調査，審問等実施する．さらに必要に応じて，裁判所は医師に本人の判断能力に関しての鑑定を依頼する．裁判所における審理期間は 1~2 か月が一般的である．裁判所において後見開始が相当と判断されると，開始の審判とともにもっとも適任と考えられる成年後見人等（保佐人・補助人を含む）を選任する．2 週間の不服申立て期間を経て審判が確定すると，法務局への成年後見登記がなされ，成年被後見人等（被保佐人・被補助人を含む）の権利を擁護するための成年後見人等の職務が開始される．

なお，法定後見の終了は，成年被後見人等の死亡や本人の判断能力の回復による法定後見開始の審判の取り消しによる「絶対的終了」と成年後見人等の死亡，辞任，解任等により任務を終了する「相対的終了」がある．

また，本人の判断能力の状態の変化に伴って，すでに審判のおりている「補助」「保佐」「後見」の類型を変更する必要性が生じた場合には，新たに審判の申立てを行わなければならない．

（2）市町村長申立て

判断能力が低下して，本人の福祉を図るために法定後見制度の利用が必要と認められるものの，四親等内の親族がいない，あるいは，親族が申立てを拒否している，本人に対して虐待している場合など，親族による審判の申立てが期待できない場合には，市町村長による法定後見

表 1-2-10-1　補助・保佐・後見制度の概要

		補助	保佐	後見
	本人	被補助人	被保佐人	成年被後見人
	保護者	補助人	保佐人	成年後見人
	監督人	補助監督人	保佐監督人	成年後見監督人
開始の要件	対象者の判断能力	精神上の障害（認知症，知的障害，精神障害など）により事理を弁識する能力が不十分な者	精神上の障害により事理を弁識する能力が著しく不十分な者	精神上の障害により事理を弁識する能力を欠く常況にある者
	鑑定の要否	原則，診断書等	原則として鑑定が必要	
手続き　開始	申立てできる人（申立権者）	本人，配偶者，四親等内の親族，他の類型の保護者・監督人，検察官，任意後見を受任された者，任意後見人，任意後見監督人，市町村長，東京23区長		
	本人の同意	必要	不要	
同意・取消権	付与される範囲	特定（申立ての範囲内）の法律行為	民法第13条1項（保佐人の同意を要する行為等）各号が定める行為	日常生活に関する行為を除く行為
	本人の同意	必要	不要	
	取り消せる人	本人と補助人	本人と保佐人	本人と成年後見人
代理権	付与される範囲	特定（申立ての範囲内）の法律行為	すべての法律行為	
	本人の同意	必要	不要	
責務　保護者の	職務	同意権・取消権・代理権の範囲における本人の生活，身上監護および財産管理に関する事務		本人の生活，身上監護および財産管理に関する事務
	一般的な義務	本人の意思の尊重と本人の心身の状態および生活の状況に配慮		
	制度を利用した場合の制限	なし	医師，税理士等の資格や会社役員，公務員などの地位を失うなど	医師，税理士等の資格や会社役員，公務員などの地位を失う，質屋，薬局の営業制限など

〔額田洋一監，東京都社会福祉協議会編：成年後見制度とは…．第2版，5，東京都社会福祉協議会，2014を一部筆者が加筆改編〕

開始の申立てが認められている．成年後見制度利用支援事業と一体的に利用されるケースも多い．

　また，社会福祉事業の職員，介護保険事業の職員，医療，地域保険に従事する職員，民生委員などが支援する要援助者が成年後見等を必要とすると判断した場合には，市町村長に対して，市町村長申立てを要請することができる．

（3）成年後見人等の職務

　成年後見人等の同意権とは，「本人が契約などの法律行為をおこなうにあたって成年後見人等の同意を必要とする」というものであり，同意のないまま本人が行った行為を取り消すことのできることを取消権という．また，代理権とは，本人に代わって本人のために契約などの法律行為を行うことをいう．

　成年後見人の職務は，本人の意思を尊重し，本人の心身の状況や生活状況に配慮しながら，本人の日常生活上の意思決定を除き，日常の金銭の出納から，財産処分，療護契約の締結など

必要な代理行為を行うことである.

保佐人は,「民法」第13条第1項に借財・贈与・住宅新改築などの9項目の行為に対して同意・取消権を行使する.また,代理権に関しては家庭裁判所への申立ての範囲内で認められたものについて行使することができる.

補助人は,家庭裁判所の補助の開始の審判によって,「同意・取消権」が認められた特定の法律行為に関してのみ,同意がないまま本人が不利な契約行為を行った場合,これを取り消すことができる.

いずれの場合においても成年後見人等は行った職務の内容を記録し,家庭裁判所に定期的に報告しなければならない.

また,成年後見人等が報酬を受けるためには,家庭裁判所への報酬付与の申立てが必要であり,裁判所が決定した報酬が成年被後見人等の財産より支払われる.

法定後見の任務が終了する場合には,管理財産の計算,後見等終了の登記の申請,財産の引き渡し,家庭裁判所への報告などの職務を行わなければならない.

なお,現在,地域の実情に応じた生活者の視点からの後見人として市民後見人が注目されており,市町村の努力義務とされている.大阪市成年後見センターの先駆的取り組みがモデルとされている.

また,家族・親族の成年後見人等が半数程度を占めるが,第三者による後見人(弁護士,司法書士,社会福祉士などの専門職後見人や社会福祉協議会や社会福祉施設などの法人後見人など)が選定される場合も多く,必要に応じて市民後見人を含めて複数が選定される場合もある.

(4) 成年後見監督人等の職務

成年後見人等の行う後見等の事務を監督することが職務であり,本人,親族,成年後見人等の申請により,家庭裁判所が必要であると認められる場合に適任者を選任する.成年後見人等が不正行為や権限濫用をしないように監視したり,緊急時に成年後見人等不在の場合,成年後見人等に代わって,本人の利益の保護のために権限を行使したりする役割を担うとされている.

2)任意後見制度

任意後見制度は,本人の判断能力がある時点で,将来判断能力が不十分になる場合に備え,あらかじめ依頼する後見内容と後見人を,本人の意思で決めておくことのできる制度である.本人と任意後見受任者の間での任意後見契約は,公証人が作成する公正証書によることが必要であり,公証人が法務局に登記を委嘱し,任意後見契約が登記されることで成立する.

本人の判断能力が不十分と判断された場合,本人,配偶者,四親等内の親族,または任意後見受任者は,家庭裁判所に対して任意後見監督人選任の申立てを行う.家庭裁判所が手続きに従って任意後見監督人を選任することで,任意後見契約の効力が発生する.任意後見人は,任意後見監督人の監督の下,契約に基づく後見事務(代理権のみ)を開始することになる.

3．今後の課題

　成年後見制度の利用状況に関しては，最高裁判所事務総局家庭局「成年後見関係事件の概況」として，毎年その統計資料が公開されている．平成24年12月末時点における成年後見制度（成年後見・保佐・補助・任意後見）は166,289人（前年比8.5％増）となっている．一方，厚生労働省研究班の平成24年時点での推計によると，65歳以上の認知症は462万人であり，軽度認知症とよばれる予備軍は400万人とされている．概況の年齢分布より推測すると，65歳以上の成年後見制度利用者数は認知症と推計される人の2.8％にしか満たない．

　今後も成年後見制度の利用が必要と判断される人は増加し続けると推測できるが，契約行為や財産管理，身上監護において支援が必要なすべての人が利用しやすい制度とはなっていないと考えられる．申立てから開始の審判までの書類・手続きの煩雑さ，費用負担などの面からも利用促進につながる方策を検討していかなければならない．

　また，一般の人への認知度の向上策はもちろんのこと，同時に成年後見人等を担う人材の育成も重要な課題であると考えられる．

【第1部第2章X．参考文献】
　法務省：成年後見制度（Q & A）（http://www.moj.go.jp/MINJI/minji17.html#a1,2013.11.24）．
　日本精神保健福祉士会監：精神障害者の成年後見テキストブック．中央法規出版，東京（2011）．
　日本社会福祉士会編：改訂成年後見実務マニュアル．中央法規出版，東京（2011）．
　日本社会福祉士会編：権利擁護と成年後見実践；社会福祉のための成年後見入門．第2版，民事法研究会，東京（2013）．
　額田洋一監，東京都社会福祉協議会編：成年後見制度とは…．第2版，東京都社会福祉協議会，東京（2014）．
　大阪市成年後見支援センター監：市民後見人の理念と実際．中央法規出版，東京（2012）．
　最高裁判所事務総局家庭局：成年後見関係事件の概況；平成24年1月〜12月（http://www.courts.go.jp/about/siryo/kouken/,2013.11.24）．
　総務省：選挙　成年被後見人の方々の選挙権について（http://www.soumu.go.jp/senkyo/senkyo_s/news/touhyou/seinen,2013.11.24）．

（畑智惠美）

第 3 章

虐待に関する諸制度

I. 高齢者虐待の防止，高齢者の擁護者に対する支援等に関する法律

「高齢者の虐待の防止，高齢者の養護者に対する支援等に関する法律」（以下，「高齢者虐待防止法」）は，平成18年4月1日に施行された．「高齢者虐待防止法」の特徴は，虐待されている高齢者の救済と虐待をしている家族や親族など養護者に必要な支援を市町村の責務として明確にしていることである．高齢者と同様に，虐待者である家族や親族の虐待に至った要因を明らかにして支援することで，虐待を防止し，高齢者が安心した生活が送れるようにすることを目的としている．

1.「高齢者虐待防止法」が必要な理由

「高齢者虐待防止法」は，被虐待高齢者の保護や支援，養護者の支援，在宅ケアの推進をするために必要であるといえる．被虐待高齢者は，75歳以上の女性に多く，7割以上に認知症があり，1割が生命に関わる虐待を受けている．しかし，高齢者が自ら相談や助けを求めることは少なく，支援が必要である．また，虐待している家族や親族など養護者は，その多くが介護者であり，強い介護負担感を抱え，相談相手や身近に介護を手助けしてくれる人がいないなど多くの課題を抱えており，虐待を防止するためには養護者への支援が不可欠である[1~3]．高齢者虐待のない在宅ケアを推進するためには，その基盤として法律が必要である．

2. 在宅ケアの推進と「高齢者虐待防止法」

「高齢者虐待防止法」は，30条で構成されている．うち在宅ケアの推進で主に必要とする条文は，総則（第1条～第5条）と養護者による高齢者虐待の防止，養護者に対する支援等（第6条～第19条）である．総則では，高齢者虐待の目的，定義，国および地方公共団体，国民の責務が規定されている．第6条～第19条に，在宅の高齢者に対する虐待防止と対応および養護者支援について規定されている[4,5]．

3.「高齢者虐待防止法」（総則）

高齢者虐待は，養護者による高齢者虐待および養介護施設従事者等による虐待であり，同居人も対象としている．高齢者虐待防止や養護者支援には，国や自治体の施策への理解と協力が不可欠である（第4条）．虐待は高齢者の生命または身体に重大な危険が生じるおそれがあり，

早期に発見する必要がある．保健・医療・福祉等，高齢者に職務上関わる者は，虐待の事実を早期に発見しやすい立場にあり，早期発見，防止に努める努力義務が課せられており，その責務は大きいといえる．

4．養護者による高齢者虐待に該当する行為

(1) 養護者がその養護する高齢者について行う行為

イ　高齢者の身体に外傷が生じ，または生じるおそれのある暴行を加えること．

ロ　高齢者を衰弱させるような著しい減食または長時間の放置，養護者以外の同居人による放置等養護を著しく怠ること．

ハ　高齢者に対する著しい暴言，または著しく拒絶的な対応その他の高齢者に著しい心理的外傷を与える言動を行うこと．

ニ　高齢者にわいせつな行為をすること，または高齢者をしてわいせつな行為をさせること（性的虐待）．

(2) 養護者または高齢者の親族が当該高齢者の財産を不当に処分すること，その他当該高齢者から不当に財産上の利益を得ること

5．養護者による高齢者虐待の防止，養護者に対する支援

養護者による高齢者虐待の防止と支援について，高齢者と養護者に対する相談，指導および助言を行う体制づくり，通報と通報した人の保護，市町村職員による立入調査，地域の関係職員等が連携協力して支援できる体制をつくり，高齢者の保護並びに財産上の被害の防止および救済を図るための，成年後見制度等が規定されている．

6．相談，指導および助言

高齢者虐待を防止し，高齢者が安心して生活するためには，養護者による虐待の要因を明らかにして，その要因に働きかける必要がある．そのために市町村には高齢者および養護者に対して，相談，指導および助言を行う体制づくりが求められている（第6条）．

7．養護者による高齢者虐待に係る通報等

高齢者の生命または身体に，重大な危険（傷や火傷等）が生じていると判断した場合は，通報しなければならない．また，虐待が疑われる場合は，通報するように努め，虐待を防止する必要がある．保健・医療・福祉関係者等，高齢者の状況を知りうる者は，一般の人たち以上に強い通報義務が課せられている（第7条）．高齢者虐待に関する通報は，「個人情報保護法」（第

16条第3項1号，第23条第1項1号2号），秘密漏洩（「刑法」第134条），守義務法の法規（「地方公務員法」第34条）によって，妨げられない（第8条）．

8. 立入調査

市町村長は，虐待により高齢者の生命または身体に重大な危険が生じているおそれがあると認めるときは，地域包括支援センターの職員その他の高齢者の福祉に関する事務に従事する職員をして，高齢者の住所または居所に立ち入り，必要な調査または質問をさせることができる（第11条）．立入りおよび調査，または質問を行う場合において，当該職員はその身分を示す証明書を携帯し，関係者の請求があるときは，これを提示しなければならない．

立ち入り調査の質問は，犯罪捜査ではないので，よく高齢者や擁護者の話を聞くことが重要である．

9. 養護者支援

養護者支援の柱として，介護負担の軽減を定めている．まず養護者に対する相談，指導および助言その他必要な措置を講ずる．負担軽減のために養護者の心身の状態に照らし，高齢者が短期間養護を受けるために必要となる居室を確保する（第14条）．確保すべき居室とは，養護者を介護の負担から解放するための施設であり，「老人福祉法」の規定に基づく措置をとるために必要な居室の確保とは異なる．

10. 連携協力体制

市町村は，虐待の防止，虐待を受けた高齢者の保護および養護者に対する支援を適切に実施するため，老人介護支援センター，地域包括支援センターその他関係機関，民間団体等との連携協力体制を整備しなければならない．この場合，養護者による高齢者虐待にいつでも迅速に対応することができるよう，特に配慮しなければならない（第16条）．

11. 成年後見制度の利用促進

高齢者虐待を受けた高齢者の被害の防止および救済を図るため，成年後見制度が利用できる（第28条）．成年後見制度は，判断能力が不十分なため，日常生活の意思決定が困難な者を支援する制度である．本人の権利を守ってサービス利用などの契約や財産管理を行うため，申立てにより本人の判断能力の程度によって，後見人，補佐人，補助人を家庭裁判所が選任する．支援する人は特別な資格は必要なく，利用者の親族，第三者（友人・知人，法律や福祉の専門家等）から家庭裁判所が選任する[6,7]．

以上のように，「高齢者虐待防止法」は高齢者支援だけでなく，虐待している養護者の支援についても規定しており，他の諸国にない独自の法律といえる．在宅ケアを推進には，高齢者と同様に虐待者である養護者を支援する取り組みを推進する必要がある．

【第1部第3章I．文献】
1) 医療経済研究機構：家庭内における高齢者虐待に関する全国実態調査報告書（2004）.
2) 高﨑絹子，岸恵美子，小長谷百絵，ほか：実践から学ぶ高齢者虐待の対応と予防．日本看護協会出版会，東京（2010）.
3) 高﨑絹子，谷口好美，佐々木明子，ほか：老人虐待の予防と支援：高齢者・家族・支え手を結ぶ．日本看護協会出版会，東京（1998）.
4) 門脇豊子，清水嘉与子，森山弘子編：看護法令要覧（24年版）．697-700，日本看護協会出版会，東京（2012）.
5) 日本弁護士連合会高齢者・障害者の権利に関する委員会編：高齢者虐待防止法活用ハンドブック．民事法研究会，東京（2006）.
6) 植田敏幸，佐々木明子編：看護に必要な精神保健制度ガイド2(1)．170-189，中山書店，東京（2010）.
7) 池田直樹，谷村慎介，佐々木育子：高齢者虐待対応の法律と実務．学陽書房，東京（2010）.

（小野ミツ）

II. 児童虐待の防止等に関する法律（児童虐待防止法）

1．「児童虐待防止法」の施行[1,2]

　児童虐待の防止等に関する法律（以下，「児童虐待防止法」）は平成12年11月に施行された．
　これによって，「児童虐待」の法律上の定義が初めて明確化され，いわゆる児童虐待とは，「身体的虐待」「性的虐待」「ネグレクト」「心理的虐待」の4種類の行為を指すとされた．
　このうち，「身体的虐待」とは，「児童の身体に外傷を生じるような暴行を加えること」である．具体的には，殴る，蹴る，熱湯をかける，首を絞めるなどが挙げられる．また，冬に屋外に締め出すなど生命や健康の危険につながる行為もこれにあたる．
　「性的虐待」とは，「児童にわいせつな行為をすること，またはさせること」である．具体例としては，児童に性的行為を強要・教唆する，性器や性交を見せる，ポルノグラフィの被写体にするなどが挙げられる．
　「ネグレクト」とは，「養育や監護の拒否・怠慢」である．具体的には，病気になっても病院に連れて行かない，屋内や車内に児童を放置する，極端に不潔な環境で生活させるなどがある．
　最後に，「心理的虐待」とは，「児童に著しい心理的外傷を与える言動を行うこと」である．

たとえば，児童の心を傷つける言動を繰り返す，無視するなどがこれにあたる.

また，条文には児童虐待の通告義務が明記された．これは，児童虐待を受けた児童を発見した者は福祉事務所か児童相談所に通告する義務を負うというものである.

2. 「児童虐待防止法」の施行後[3]

厚生労働省の統計によると，児童相談所での児童虐待相談対応件数は，「児童虐待防止法」施行の前年度（平成11年度）が11,631件であった．「児童虐待防止法」の制定された平成12年度，この数は17,725件に達した．さらに平成13年度には23,274件と，前年度に比べ3割以上増加した．平成11年度の2倍の件数である.

この増加の原因は，「法の施行によって一般市民の関心・注意が喚起されたこと」「通告義務の明記」によって，児童相談所への相談件数が増えたためとされていた．しかし実際には，平成14年度は23,738件，平成15年度は26,569件と，その後年数がたっても児童虐待相談対応件数は減ることがなかった.

3. 平成16年度の「児童虐待防止法」改正[4]

「児童虐待防止法」は，施行から3年間の状況を踏まえて内容を再検討することが当初から規定されていた.

そこで，前述したような虐待件数の増加傾向や虐待による死亡事件があとを絶たない状況を踏まえ，平成16年度に法律の一部改正が実施された．改正内容は次のとおりである.

まず児童虐待の定義のうち，保護者以外の同居人による児童虐待を保護者が放置することも，保護者としての監護を著しく怠る行為，つまり「ネグレクト」として児童虐待に含まれると規定された．また，直接児童に向けた行為でなくても，児童の前で配偶者や他の家族に暴力を振るうなど児童に著しい心理的脅威を与える行為は「心理的虐待」として児童虐待に含まれるとされた.

このような児童虐待の定義の変更は，内縁関係や配偶者間の家庭内暴力（domestic violence；DV）など多様化・複雑化した家族環境で起きる児童虐待を考慮したものと考えられる.

通告の対象にも変更がなされた．改正前は，「児童虐待を受けた児童」を発見した場合に通告義務が生じるという規定であった．これは，虐待の現場を目撃した場合や児童の体に虐待による外傷を発見した場合を想定していた．しかし第三者の目が届きにくい家庭のなかで発生する児童虐待の特徴から，虐待が明白になった時点ではすでに状況が深刻なケースや手遅れだったケースが「児童虐待防止法」施行後も数多く経験された.

このため，虐待の早期発見・早期介入を促進する観点から，通告対象の範囲を「児童虐待を受けた児童」から「児童虐待を受けたと思われる児童」に拡大する改正がなされた．これにより，虐待の事実が明白でなくても，虐待があったと推測される状況であれば通告義務が生じる

こととなった.

　通告先についても,改正前は「福祉事務所または児童相談所」とされていたが,改正によって「市町村」がこれらに加えられた.

4．平成 20 年度の「児童虐待防止法」改正[5]

　「児童虐待防止法」の更なる改正は平成 20 年度に実施された.この改正では,虐待している保護者への対応が強化された点に特徴がある.

　改正前より,虐待のおそれがある場合は都道府県知事によって対象児童の家庭への立ち入り調査が可能であることは規定されていた.改正によって,虐待のおそれがある児童の保護者に都道府県知事が出頭要求をすることが可能とされた.これは保護者が児童同伴で出頭し調査に応じることを求めるものである.

　また,出頭要求や立ち入り調査に保護者が応じなかった場合の対応として,都道府県知事は該当する保護者に再出頭要求をすることが可能となった.そして再出頭要求にも応じない場合,臨検・捜索によって児童の安全を確認・確保することが可能とされた.

5．児童虐待をめぐる現状と在宅ケア

　度重なる法改正や対策強化にもかかわらず,残念ながらわが国の児童虐待件数は減少する気配がない.児童相談所の児童虐待相談対応件数はほぼ毎年増加しており,平成 23 年度には59,919 件と,ついに平成 11 年度の 5 倍を超えた[3].

　在宅ケアでは,プライベートな空間での活動が必須である.そのため,児童虐待発見の機会になりうる.在宅ケアに携わる者には,児童虐待に関する施策の動向や報道される児童虐待事件といった情報の収集を怠らず,虐待へのセンシティビティを磨くことが求められる.

【第 1 部第 3 章Ⅱ．文献】
1）児童虐待の防止等に関する法律（平成 17 年 11 月 9 日法律第 124 号）(http://law.e-gov.go.jp/htmldata/H17/H17HO124.html,2015.5.13).
2）厚生労働省：「児童虐待の防止等に関する法律」の施行について（平成 12 年 11 月 20 日児発第 875 号）(http://www.mhlw.go.jp/seisakunitsuite/bunya/kodomo/kodomo_kosodate/dv/131028-01.html,2015.5.13).
3）厚生労働省：児童虐待防止対策について (http://www.crc-japan.net/contents/situation/pdf/20130611.pdf,2013.12.12).
4）厚生労働省：「児童虐待の防止等に関する法律の一部を改正する法律」の施行について（平成 16 年 8 月 13 日雇児発 0813002 号）(www.mhlw.go.jp/seisakunitsuite/bunya/.../dl/131025_8.pdf,2015.5.13).
5）厚生労働省：「児童虐待の防止等に関する法律及び児童福祉法の一部を改正する法律」の施行について（平成 20 年 3 月 14 日雇児発第 0314001 号）(http://www.mhlw.go.jp/bunya/kodomo/dv25/,2015.5.13).

（河野　眞）

III. 障害者虐待の防止，障害者の擁護者に対する支援等に関する法律（障害者虐待防止法）

1. 目的および定義[1]

平成23年6月に制定され，平成24年10月より施行された「障害者虐待防止法」は，障害者の尊厳を守り自立や社会参加の妨げとならないよう虐待を禁止するとともに，国や市町村等の責務および被虐待者の保護と自立の支援，並びに養護者に対する支援措置等を講じることにより障害者の権利利益を擁護することをその目的としている．

この法律では「障害者虐待」を，①養護者による障害者虐待，②障害者福祉施設従事者等による障害者虐待，③使用者による障害者虐待，と定義している．

また，虐待の類型を高齢者虐待と同様，①身体的虐待（身体拘束含む），②心理的虐待，③ネグレクト（放棄・放任），④性的虐待，⑤経済的虐待の5種類に分類するとともに，虐待の対象である「障害者」については，身体・知的・精神障害（発達障害を含む）のある人であって，障害および社会的障壁により継続的に日常生活や社会生活に相当な制限を受ける状態にある人（18歳未満も対象）と規定している．

2. 国および地方公共団体並びに国民等の責務[1]

この法律において国および地方公共団体は，障害者虐待の予防および早期発見に努めるとともに虐待を受けた障害者に対する迅速・適切な保護および自立の支援，並びに養護者等への支援を行うために関係機関の連携強化や体制整備に努めなければならないとしている．

具体的には，市町村においては，①障害者虐待防止センターの設置（24時間365日対応），②事実確認のための警察署長への援助要請も含めた立ち入り調査の実施，③障害者に対する一時保護や支援（面会制限も含めた障害者福祉施設等での保護や成年後見制度の活用等），④養護者の負担軽減を図るための支援等が明記されている．虐待を行った養護者については，①各種サービス利用による介護負担の軽減，②養護者が抱えるニーズに対する専門的支援，③家族会への参加等，心のケア，④介護に対する知識・技術等の指導・助言や情報提供等を挙げており，養護者支援の観点から虐待される人・虐待してしまう人双方を救うことを目的としている．

また，都道府県においても，①障害者権利擁護センターの設置，②被虐待者の一時保護，入所措置，成年後見制度活用の審判申立て，③虐待が起こった施設への改善計画作成および虐待対応マニュアルの作成指導等，④虐待を起こしたサービス提供事業者の指定取り消し等の責務を定めるとともに虐待を内部告発した施設従事者（通報者）が解雇等の不当な扱いを受けない

よう保護規定が明記されている．同様に障害者を雇用する使用者（事業主）に対しても，①労働者（従業員）に対する研修の実施，②障害者本人や家族からの苦情対応体制の整備，③内部通報者に対する通報理由による解雇等の不利益取り扱いの禁止等が規定されている．

さらに，国民の責務として養護者等から虐待を受けたと思われる障害者を発見した者は，上記機関等に速やかに通報しなければならないという「通報義務」が課せられることになった．

3．虐待判断のポイントおよび通報に伴って生じる心理的葛藤について[2]

可能性も含めた虐待の発見に伴う国民の通報義務等については，事実誤認や通報者に係る情報の漏えい等の可能性等から通報に伴って発見者に躊躇および心理的葛藤が生じることが考えられるが，当法律では，①困難が生じている事実に着目する（虐待を取り巻くさまざまな現状を考慮する前に，目の前の障害者を救済・ケアすることを優先すること），②虐待しているという「自覚」は問わない（「指導，教育，しつけ」等の名の下に不適切な行為を行っていたとしても免責されるものではない），③障害者本人の「自覚」は問わない（障害の程度が重くて自分が受けている虐待を認知できない〈SOS を発することがむずかしい〉人はたくさんいる），④親や家族の意向・気持ちと本人の気持ちは違う場合がある（障害があるわが子を預かってもらっている，雇ってもらっている等の負い目から虐待の発見・救済が遅れることがある），⑤ひとり暮らしの障害者の場合，セルフ・ネグレクトのために本人の人権が侵害される状況におかれることがある，等の通報に伴っての基本的な考え方を示すとともに，通報や届出をした人の権利や情報は関係者の守秘義務により守られることも明記しており，このような視点に立ち広く国民に早期発見と通報の重要性をうたっている．

なお，虐待の判断基準については，全国社会福祉協議会から「障害者虐待防止の手引き（チェックリスト）」[3]が出されており地域住民等への普及が図られようとしている．

4．課題

この法律は，既述したように国と地方公共団体（自治体）等の責務と体制整備が明記されているが，国による費用負担の規定が明記されていないため今後，取り組み・体制整備等において自治体間格差が拡大するおそれがある．また，学校，保育所，医療機関等については，当法律の直接の対象ではなく，組織内部で起こった虐待事案については「障害者虐待」として対応するのではなく「相談支援」として対応するとともに外部からの介入ができないシステムになっている[1]．閉鎖性の高い「精神科病院」等についても同様の措置が取られるため宇都宮病院事件等，過去の事件の再発が懸念されるだけでなく当法律の対象となっている他の障害者福祉施設等との公平性に欠けることも懸念される．

施行後，約1年を経過した「障害者虐待防止法」ではあるが，現場からは，①緊急一時保護のための居室の確保がきわめて遅れているため緊急時の安全確保が担保できない，②同居する

知的障害者に対する養護者（家族）による経済的虐待（金銭搾取）については，双方がそのことを虐待とは認識しておらず，逆に障害者年金がなければ家族の生計が成り立たないという現状もあり，対応が非常にむずかしい．③障害者本人の訴える内容が変わるため，対応に苦慮する，④判断基準が不透明，等の声が挙げられている．

　また，厚生労働省の調査[4]において法律施行後半年間の状況として相談・通報件数4,502件，虐待認定1,524件，被害者数1,699件が公表されたが，死亡3人も含め養護者（家族・親族）からの虐待が86％を占めていた．当調査においては虐待認定において自治体間で差があることも指摘されており，今後，虐待の有無を正確に判断・認定できる基準づくりや専門職等の人員確保も含め，支援体制の強化が必要になると思われる．

【第1部第3章Ⅲ．文献】
1) 厚生労働省：障害者虐待の防止，障害者の養護者に対する支援等に関する法律（http://law.e-gov.go.jp/htmldate/H23/H23HO079.html,2013.11.27）．
2) 厚生労働省：市町村・都道府県における障害者虐待の防止と対応（www.city.sumida.lg.jp/.../syogai/.../24.10gyakutaimanual_.p...,2013.11.27）．
3) 全国社会福祉協議会：障害者虐待防止の手引き（チェックリスト）（www.shakyo.or.jp/research/12check.html,2013.11.27）．
4) 厚生労働省：平成24年度都道府県・市町村における障害者虐待事例への対応状況等（www.mhlm.go.jp/file/05-shingikai...000002982/pdf,2013.11.27）．

（橋本卓也）

第４章

就労者の健康に関する法律

I. 労働基準法

　労働関連法令では，労働者を使用する者を使用者，事業主あるいは事業者と，法令によって異なる名称を用いるが，ここでは，労働者を使用する者を事業者とする.

　「労働基準法」は，「日本国憲法」第27条2項の，「賃金，就業時間，休息その他の勤労条件に関する基準は，法律でこれを定める」を受けて，昭和22年，労働者を労働条件の面から保護するための法律として公布された. この法律は，労働に関する法律の基本となるもので，「労働組合法」「労働関係調整法」と共に，いわゆる「労働三法」のひとつである. これにより，賃金，労働時間，休日，安全衛生，災害補償などの最低基準が保障された.

　なお，「労働基準法」第9条では，「労働者」を，契約の形や名称にかかわらず，実態としての雇用契約（「民法」第623条）が締結されており，労働力を提供し，その労働の対価として賃金を支払われる者と定義している.

1. 在宅療養者

　在宅療養者が療養するに至った原因が，就労時の業務上の負傷や疾病による，いわゆる労働災害（以下，労災）の場合，「労働基準法」第39条第8項では，療養のための休業期間は，出勤したものとみなして年次有給休暇を与えることとしている.

　また，「労働基準法」第8章の災害補償では，第75条（療養補償），第76条（休業補償），第77条（障害補償）が，在宅療養者に該当する可能性があると考える. 補償の期間は，第81条（打切補償：療養補償を受ける労働者が，療養開始後3年を経過しても負傷又は疾病が治らない場合においては，使用者は，平均賃金の1,200日分の打切補償を行い，その後はこの法律の規定による補償を行わなくてもよい），第82条（分割補償：使用者は，支払能力のあることを証明し，補償を受けるべき者の同意を得た場合においては，障害補償または遺族補償の規定による補償に替え，平均賃金に別表第三に定める日数を乗じて得た金額を，6年にわたり毎年補償することができる），第83条（補償を受ける権利：補償を受ける権利は，労働者の退職によって変更されることはない. 補償を受ける権利は，これを譲渡し，又は差押えてはならない）に示している.

　昭和22年，「労働基準法」による災害補償制度を保険システムにより担保する制度として，「労働者災害補償保険法」に基づく労災保険制度が創設された. その後，度重なる法改正により，適用事業の拡大，給付水準の引上げ，通勤災害保護制度の導入，労働福祉事業（現，社会復帰促進等事業）の創設等，給付内容が充実した結果，労災補償の大部分の機能を「労働者災

害補償保険法」が担うようになり，「労働基準法」による災害補償制度が果たす役割は縮小している．

　なお，詳細については，労災保険相談ダイヤル（電話0570-006031）や最寄りの労働基準監督署にて相談に応じてくれる．

2．在宅療養者を介護する家族

　「労働基準法」第39条第8項では，前述の労働者の療養のための休業のほかに，「育児休業，介護休業等育児又は家族介護を行う労働者の福祉に関する法律」（以下，「育児・介護休業法」）に規定する介護休業（介護休暇とする場合もある）についても，出勤したものとみなして年次有給休暇を与えることとしている．

　介護休業は，「育児・介護休業法」に基づき，要介護状態の家族を介護する労働者が請求して取得できる休業で，休業開始予定日の2週間前までに申し出ることにより，要介護者1人につき最長3か月（通算93日）まで，複数回の取得が可能である．就労している事業場の就業規則に介護休業の制度がない場合も，申請すれば取得が可能であり，事業者は労働者が休業を申請した場合，原則としてそれを拒むことを禁じられている．また，「育児・介護休業法」では，介護休業の取得や申請を理由に，事業者が解雇や減給などの「不利益な取り扱い」を行うことを禁じているほか，時間外労働や深夜業の制限，勤務時間の短縮等の措置，転勤についての配慮を行うこととしている．

　「労働基準法」第12条第3項第4号では，「育児・介護休業法」に規定する休業の取得期間は，平均賃金の算定期間および賃金の総額から控除されるとしているが，休業期間中の労働者に対する賃金の支払を義務づけるものではない．また，他の法規においても賃金の支払いに関する規定は存在しないため，原則として各事業者の判断に委ねられている．しかし，休業を取得する労働者が介護休業給付の受給資格を有し，一定の要件を満たす場合は，公共職業安定所（ハローワーク）にて支給申請手続きをすることで，雇用保険の雇用継続給付のひとつ，介護休業給付の支給を受けることができる．介護休業給付は，休業開始時賃金月額の40%程度を上限とした額が，休業開始日から最長3か月（93日）の介護休業に対して支払われる．なお，受給資格や支給額などの詳細については，最寄りの公共職業安定所（ハローワーク）に確認されたい．

3．在宅ケアに携わる職種

　平成12年の「介護保険法」の施行以来，在宅療養者の居宅においてケアを提供する看護職や介護職などが大幅に増加している．これらの労働者の多くは，単独で利用者の居宅を訪問し，在宅ケア業務に従事するため，事業者が労働者を直接に指揮し勤務状況を把握する機会が限られる．

　厚生労働省は，平成12年，「非定型的パートタイムヘルパー」も「労働基準法」が適用される労働者であることを明示し，その後平成16年には通達「訪問介護労働者の法定労働条件の確

保について」を発出し，特に訪問介護労働者に係る労働基準法等関係法令の適用について取りまとめた．「労働基準法」第106条では，就業規則や労使協定を労働者に周知する事業者の義務が示されているが，事業場への滞在時間が長くない在宅ケアに携わる職種では，その内容を書面で交付し，周知することが望ましいと思われる．

　「労働基準法」第26条では，利用者のキャンセルや利用時間帯の変更により労働者を休業させる場合など，使用者の責に帰すべき事由による休業においては，休業期間中労働者に，平均賃金の60%以上の手当を支払わなければならないとしている．

　「労働基準法」第32条では労働時間を，休憩時間を除き，1日8時間，週40時間としているが，在宅ケアに携わる職種は，複数の利用者の居宅を訪問し，業務に従事するため，必然的に移動時間や待機時間等が発生する．そのため，前述の通達「訪問介護労働者の法定労働条件の確保について」のなかで，移動時間を「事業場，集合場所，利用者宅の相互間を移動する時間」と定義し，移動時間は「使用者が，業務に従事するために必要な移動を命じ，当該時間の自由利用が労働者に保障されていないと認められる場合には，労働時間に該当する」と，移動時間も賃金の対象となる労働時間であることを明示した．

　労働者に法定労働時間を超えて時間外労働や休日労働を行わせる場合は，「労働基準法」第36条に基づき，労使協定（36協定）を締結し，労働基準監督署長に届け出を行う必要がある．さらに，時間外労働時間の限度時間を超えて労働を行わなければならない場合には，所定の法定賃金割増率に引き上げたり，代替休暇を付与したりしなければならない．また，「労働基準法」第34条では，労働時間が6時間を超える場合においては少なくとも45分，8時間を超える場合においては少なくとも1時間の休憩時間を労働時間の途中に与えなければならないこととなっている．なお，この休憩には，「途中付与の原則」「一斉付与の原則」「自由利用の原則」の3原則があるが，在宅ケアに携わる職種においては，「一斉付与の原則」を除く原則が該当する．

II. 労働安全衛生法

　わが国では，1960年代後半から，技術革新，高齢化，国際化，サービス経済化など，労働者の労働形態，職場環境は大きく変化し，それに伴い，長時間労働，夜勤，交代勤務，海外勤務，業務責任の増大など，労働者の心身の健康に影響を及ぼす要因が増してきた．そのため，昭和47年に「労働基準法」から分離独立し，「労働安全衛生法」が制定された．なお，この「労働安全衛生法」は，「労働基準法」と相まって，労働災害の防止に関する総合的，計画的な対策の推進により，職場における労働者の安全と健康の保持増進，快適な職場環境の形成を促進することを目的に定められている．そして，「労働安全衛生法」の目的を達成するために，事業者や

労働者が講ずべき措置や対策等の具体的な内容が,「労働安全衛生法施行令」や「労働安全衛生規則」等の,厚生労働省令において定められている.

1.「労働安全衛生法」の対象

「労働安全衛生法」では,労働衛生に関わる対象として,事業者と労働者の両者を取り上げて規定している.「労働安全衛生法」第3条第1項では,「事業者は,単にこの法律で定める労働災害の防止のための最低基準を守るだけでなく,快適な職場環境の実現と労働条件の改善を通じて職場における労働者の安全と健康を確保するようにしなければならない.また,事業者は,国が実施する労働災害の防止に関する施策に協力するようにしなければならない」とし,事業者の「安全配慮義務」について明示している.

また,「労働安全衛生法」第4条では,「労働者は,労働災害を防止するため必要な事項を守るほか,事業者その他の関係者が実施する労働災害の防止に関する措置に協力するように努めなければならない」とし,労働者の「自己保健義務」について示している.

2. 衛生管理体制の整備

「労働安全衛生法」第12条,第12条第2項,第13条,第18条等では,常時50人以上の労働者を使用する事業場は,衛生管理者や産業医を選任し,衛生委員会を設置しなければならず,常時10人以上50人未満の労働者を使用する事業場は,衛生管理者を選任しなければならないと規定している.そして,これらの衛生管理体制を整備し,労働者の健康障害の防止,健康の保持増進,労働災害の防止などを図ることとなっている.

3. 労働衛生の三管理

「労働安全衛生法」第7章では,健康の保持増進のための措置として,作業環境に関する「作業環境管理」や労働者の従事する作業を適切に管理する「作業管理」,そして,健康診断や健康診断実施後の措置などによる「健康管理」について規定している.

1) 作業環境管理

労働者の健康は,環境状態によって影響を受けるため,作業環境中の化学的・生物的・物理的有害要因を排除し,これらの因子による健康障害の発現を予防し,快適に業務が遂行できるような作業環境を作り出すことが求められる.一般に,作業環境管理は,作業環境測定等の結果の評価に基づいて適切な措置を講じるが,在宅ケアに携わる職種の多くは,療養者の居宅にて従事することが多いため,事業場内の作業環境だけでなく,療養者の居宅についても作業環境管理を遂行していく必要があると考えることができる.

療養者の居宅における作業環境管理では，作業環境測定の遂行は困難であるが，感染のリスクをはじめ，人的環境面では，たとえば療養者からの暴力被害に遭うなどの可能性が考えられる．そのため，労働衛生教育の実施などを通して，労働者の作業環境に関する意識を高め，作業環境中にある課題を労働者自身が認識し，事業者へ報告ができ，事業者は報告を受け，適切な措置を講じることができるように努めるべきである．

2）作業管理

労働者の健康に悪影響を与える要因には，作業時間，作業量，作業方法，作業姿勢，個人の健康状態などがあるが，作業管理ではこれらの要因を適切にコントロールし，快適に作業が遂行できる条件を作り出すことが求められる．

在宅ケアに携わる職種の場合，前述の作業環境管理と同様に，療養者の居宅にて従事することが多いため，雇入れ時に，一般的な療養者へのケアサービス提供場面で必要となる作業方法に関する衛生面からの指導や衛生保護具の管理に関する指導などを徹底することが重要である．また，療養者に新たな有害要因の発生が危惧される場合には，適宜，適切な作業方法を検討し，その内容を労働者に周知することにより，労働者への影響を少なくするよう努めるべきである．日常の業務が労働者に及ぼす影響を把握するために，適宜，疲労やストレス等に関する調査を行うことも，快適な作業条件の設定において有用である．

3）健康管理

労働者の健康と作業環境および作業との関連を把握することで，労働者の健康障害を未然に防ぎ，より快適な状態で就業できるようにするとともに，労働者の生活全般にわたる健康支援活動を通じて，健康の保持・増進を図ることが求められる．そして健康管理は，主に，「労働安全衛生法」第66条に規定される健康診断の実施と，その結果に基づく措置などを講じることにより進められる．

在宅ケアに携わる職種が受けなければならない健康診断は，「労働安全衛生規則」第43条および第44条に規定される雇入れ時健康診断と年1回の定期健康診断である．また，深夜業を含む業務や病原体によって汚染のおそれが著しい業務に定期的に従事する場合には，労働者は6月以内ごとに1回，特定業務従事者の健康診断を受けなければならず，事業者はこれらの健康診断を行わなければならない．

健康診断の結果，異常の所見があると診断された労働者に対しては，健康を保持するための必要な措置，たとえば，就業場所の変更，作業の転換，労働時間の短縮，深夜業の回数の減少等の措置を講じなければならない．

4．労働災害の防止

在宅ケアに携わる職種は，療養者の居宅で従事することが多いため，特に，次のような労働

災害に留意する必要がある.

1）腰痛予防

平成6年，厚生労働省は，「職場における腰痛予防対策の推進について」を策定し，そのなかで，腰痛の発生が比較的多い5つの作業について，それぞれ作業態様別の対策を示した．また，厚生労働省は介護作業における腰痛予防対策のいっそうの充実を図るため，平成21年，中央労働災害防止協会への委託事業により「介護作業者の腰痛予防対策チェックリスト」を作成し，公表した.

療養者の居宅での介護は，病院や介護施設での介護と環境は異なるが，腰痛予防対策の基本的な考え方やアプローチは同じである．しかし，療養者の居宅には介護福祉機器が備わっていない場合が多いことや，通常は単身で居宅を訪問してケアサービスを提供することなどから，腰痛の発症や悪化のリスクは病院や介護施設で従事する労働者より高く，深刻な課題である．また，腰痛については「労働災害」として認定されれば，事業者はこれに対する責任・義務を負うこととなるため，腰痛を未然に防ぐために雇入れ時の作業管理に関する指導のなかで適切な作業方法を徹底することや，労働に従事することによる腰痛の影響を検討するために腰痛健康診断を実施するなど，積極的に腰痛予防対策を講じることが必要である.

2）交通労働災害防止

平成6年，交通労働災害防止のために，事業者が自主的に講じることが望ましい交通労働災害防止対策のほか，「労働安全衛生法」「道路交通法」等の関係法令に基づく措置の一部を総合的に示した指針として，「交通労働災害防止のためのガイドライン」が策定された.

在宅ケアに携わる職種は，ある療養者の居宅でケアサービスを提供し，そのまま別の療養者宅へと移動してケアサービスを提供することが少なくないため，移動手段に自動車等を使用することが多い．本来，在宅ケアに携わる職種は運転業務従事者ではないが，自動車等の運転による移動を要することから，事業者は，先述のガイドラインを指針とし，事業場における交通労働災害防止対策を積極的に推進することで，交通労働災害の防止に努めることが必要である.

【第1部第4章参考文献】
中央労働災害防止協会編：労働衛生のしおり 平成22～25年度．中央労働災害防止協会，東京（2010～2013）.
河野啓子：産業看護学．日本看護協会出版会，東京（2012）.
厚生労働省・都道府県労働局・労働基準監督署：介護労働者の労働条件の確保・改善のポイント（http://www.mhlw.go.jp/new-info/kobetu/roudou/gyousei/kantoku/090501-1.html,2014.2.24）.
厚生労働省・都道府県労働局・労働基準監督署：交通労働災害を防止しましょう「交通労働災害防止のためのガイドライン」のポイント（http://www.mhlw.go.jp/new-info/kobetu/roudou/gyousei/anzen/dl/130912-01-all.pdf,2014.2.24）.

（寺岡佐和）

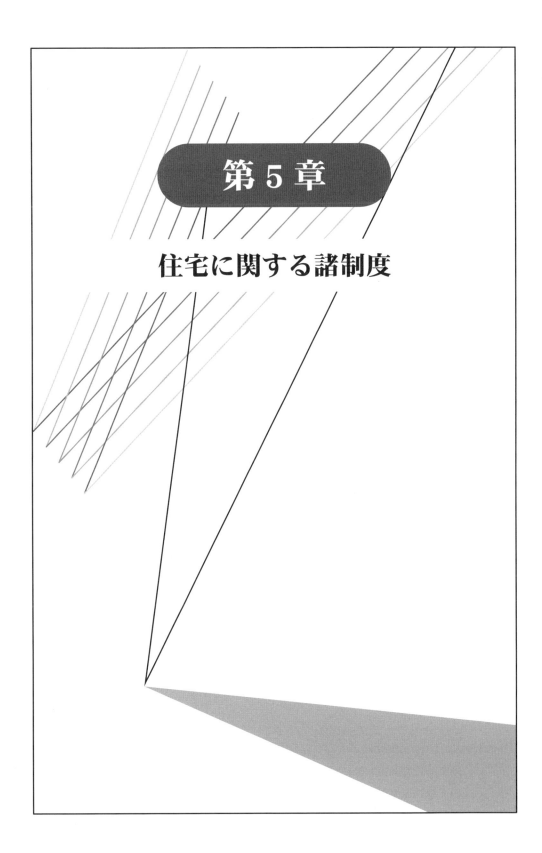

第5章

住宅に関する諸制度

I. 高齢者の居住の安定確保に関する法律（高齢者住まい法）

1. 概要

　この法律は，平成23年にその一部が改正され，それまでの「高齢者円滑入居賃貸住宅（高円賃）」「高齢者専用賃貸住宅（高専賃）」「高齢者向け優良賃貸住宅（高優賃）」を高齢者の居住の安定を確保するため，加齢に伴う高齢者の身体機能の低下の状況に対応した構造をもつ賃貸住宅等として，心身の状況の確認，生活相談等のサービスを提供する「サービス付き高齢者向け住宅」（以下，「サ高住」）に一本化し，都道府県知事への登録制度を創設させるものである．この法律は，「高齢者住まい法」「高齢者居住法」「高齢者居住安定確保法」「高齢者居住安定法」とよばれることがある．関係官庁は，国土交通省（住宅局）と厚生労働省（老健局）である．

　もともとこの法律は，国土交通省により平成13年に制定され，高齢者の円滑な入居を促進するための賃貸住宅の都道府県知事への登録制度を創設させたものであった．平成23年に改正されるまで，この法律により，「高円賃」「高専賃」に関する情報の登録や「高優賃」の認定を通じて，高齢者の居住の安定の確保が図られるように高齢者向け住宅の供給を行おうとした．そして，平成23年改正により，「高円賃」「高専賃」「高優賃（地方公共団体によるものは存続）」を廃止し，「サ高住」に一本化して，国土交通省と厚生労働省の共管制度により，都道府県知事への登録を行う制度となった．

2. 改正の背景

　旧法では要件に当てはまる賃貸住宅を「高円賃」「高専賃」「高優賃」として登録・認定する制度があった．「高円賃」は，高齢者の入居を拒まない賃貸住宅として情報を登録し公開していた．「高専賃」は，高円賃のうち，もっぱら高齢者を受け入れる賃貸住宅として情報を登録し公開していた．「高優賃」は，バリアフリー仕様や緊急通報装置の設置など高齢者に向けた良好な居住環境を備えた住宅の供給を促進するために事業者の申請により都道府県知事が認定を行うものであった．

　しかし，このような複数のタイプの賃貸住宅，有料老人ホーム，シルバーハウジング，生活支援施設，老人福祉法による老人福祉施設（軽費老人ホームA型・B型，ケアハウス，養護老人ホーム），また介護保険法による介護保険施設（指定介護老人福祉施設，介護老人保健施設，指定介護療養型医療施設）および認知症対応型共同生活介護（グループホーム）があり，高齢者の住まいの制度が複雑となっていた．また，高齢者に適した住まいが絶対的に不足していた．

この法律の関係では，高齢者向け賃貸住宅は，医療と介護事業者との連携が不十分な状況があり，行政による指導監督が不十分となっていた．また有料老人ホームの場合，入居者が要介護状態となると居室が変更されたり，入院すると入居契約を解約されたり，入居後すぐに解約しても一時金の返金額が大きく減らされてしまうなどのトラブルが生じていた．

さらには，高齢者のひとり暮らしや夫婦のみ世帯が急激に増加しており，介護保険制度において要介護度の低い高齢者でも特別養護老人ホームの入居を希望して申込む例が多くなっているなど，デンマーク，スウェーデン，イギリス，アメリカと比較して日本の高齢者住宅が不足している実態があった．

そこで，医療・介護・住宅の3領域が連携することで高齢者が安心して住み続けることができる住まいの供給を促すため，高専賃，有料老人ホームに関して，入居者の保護とそれらの住宅の供給を促進させるため，両者を1つのルールの下で国土交通省と厚生労働省の共管制度として再構築するため，法律を改正し，新規に「サ高住制度」を創設させた．

3．法改正の概要

法改正により，①国土交通省と厚生労働省の共管制度として，都道府県知事によるサ高住登録制度が創設された．②この登録を受けた場合には，有料老人ホームの届け出が不要となった．③リバースモーゲージの制度を使ってサ高住の入居一時金を支払う際に，住宅金融支援機構の保険の対象となった．また，国土交通省の所管として，終身賃貸事業の認可申請手続きの緩和と高齢者居住支援センターの指定制度が廃止された．

4．サ高住の登録制度

法律により，サ高住の登録内容は，「登録事業者」「登録住宅」「サービス内容」「受領する金銭」「その他」があり，併せて添付しなくてはならない資料がある．

登録基準としては，ハード面では，床面積は原則 25 m²以上あり，構造・設備が一定の基準を満たしており，バリアフリーの構造になっている必要がある．サービス面では，少なくとも安否確認と生活相談サービスを提供し，食事の提供，清掃や洗濯等の家事援助も想定されている．契約内容面では，長期入院を理由に事業者からは一方的に解約できないようになっており，敷金・家賃・サービス対価以外に金銭が徴収されず，前払金に関して初期償却の制限，工事完了前の受領禁止，保全措置・返還ルールの明示の義務づけをして，入居者の保護が図られている．

5．関連する法律等

「高齢者の居住の安定確保に関する法律施行令」「高齢者の居住の安定確保に関する法律施行

規則」「高齢者の居住の安定の確保に関する基本的な方針」などがある.

【第1部第5章I. 参考文献】
　厚生労働省：高齢者の住まいについて［社保審―介護給付費分科会，第76回（H23.6.16）資料1］（http://www.mhlw.go.jp/stf/shingi/2r9852000001ft9d-att/2r9852000001ftdv.pdf,2013.11.28).
　厚生労働省：高齢者の住まいについて（高齢者集合住宅を中心に）［社保審―介護給付費分科会，第76回（H23.6.16）ヒアリング資料1］（http://www.mhlw.go.jp/stf/shingi/2r9852000001ft9d-att/2r9852000001ftgd.pdf,2013.11.28).
　熊本県：高齢者住まい法の改正について（http://www.pref.kumamoto.jp/uploaded/attachment/52035.pdf,2013.11.28).

（岡田直人）

第2部

制度に基づく在宅ケア実践事例

I. ALS 呼吸器装着者

　ここでは，ALS（amyotrophic lateral sclerosis；筋萎縮性側索硬化症）療養者の診断から人工呼吸器を装着した生活に至るまでの経過をたどり，利用できる諸制度等について理解する．

1．A 氏のプロフィール

　A 氏は，67 歳の男性で，62 歳の妻と 2 人暮らし．65 歳で定年退職し，年金生活である．妻は腰痛と高血圧の治療を受けている．34 歳の長女は，6 歳の息子と 4 歳の娘と隣県に住んでいる．長女の夫は地方に単身赴任している．A 氏夫婦と長女家族の仲は良好である．

2．発症から診断まで

　A 氏は，2 年ほど前より躓きやすくなり，階段を昇るときに左下肢のだるさを感じるようになった．それから 3 か月ほどして左腕にも違和感を覚え，洗髪のときに力が入りにくくなった．いくつもの病院を受診するが原因は分からなかった．その後，6 か月の間に体重が 5 kg 減少し，妻から「夜中に何度も寝返りをしており眠れていないようだ」と心配され，総合病院を受診することにした．医師より，精査する必要があるといわれ，神経内科病棟に 1 週間入院することになった．

　検査の結果，筋萎縮性側索硬化症（ALS）と診断された．医師から，下肢の運動機能障害から症状が出現しており，上肢の運動機能障害も進んでいるため，日常生活に介助が必要になり，いずれは歩けなくなると説明された．呼吸機能の低下もみられており，あと 1〜2 年ほどで人工呼吸器を装着しなければ死に至る病気であると告げられた．今後，嚥下障害も進行し，食事を摂ることもむずかしくなるが，胃ろう造設（percutaneous endoscopic gastrostomy；PEG）し，そこから栄養や水分を補給することができる．呼吸障害が進んでも，人工呼吸器を装着すれば生き続けることができると説明された．胃ろうおよび人工呼吸器を受入れるかどうか，家族と十分に話し合って決めるようにといわれた．

3．診断から人工呼吸器装着まで

1）保健師の介入による家族間での療養方針についての話し合い
　退院時に病院のソーシャルワーカーから特定疾患医療受給者証の申請をするように勧められ

た．A氏はひどく落胆しており，妻だけが退院後すぐに保健所を訪れた．そこで，保健師の面接を受ける機会が得られ，これまでの経緯を話した．保健師は，翌日にはA氏宅を訪問し，症状の進行やADL（activities of daily living：日常生活動作）について確認し，A氏夫婦との話し合いの時間をもった．A氏は，「定年退職して，これから妻と旅行などしてのんびりすごそうと思っていた矢先にこんなことになって残念だ．家族には迷惑をかけられない」と話し，妻は，やせ衰えていくA氏をみるのが辛いと感じ，落胆しているA氏に今後のことを話せずにいた．

　保健師は定期的にA氏宅を訪問し，A氏の症状の進行をアセスメントしながら，妻や長女夫婦と今後の療養方針について話し合った．A氏が神経内科の外来を受診する際には同行し，A氏の日常のようすを主治医に情報提供したり，主治医から説明された内容をA氏夫婦や長女夫婦に分かりやすく解説したりした．

　長女は，少しでも長くA氏に生きていてほしいと話すが，小さな子どもを抱え，夫は単身赴任で協力が得られにくいため，どこまで協力できるのか不安を感じていた．A氏は，手足の動きが悪くなっていることは感じていたものの，呼吸障害の実感はなく，医師からの説明が現実のものとして受け入れることができずにいた．A氏の妻は，呼吸器をつけないとどのような最期を迎えるのか，呼吸器をつけた介護生活がどのようになるのか分からず，A氏に生きていてほしい気持ちは強いが，自分の気持ちが決められずにいた．

　保健師は，同年代で人工呼吸器を装着して在宅療養をしているALS療養者のB氏を紹介し，A氏の妻と共にB氏宅を訪問することにした．A氏の妻は，B氏の療養生活をみることで具体的に理解することができた．また，不安に思っていたことをB氏の家族に話すことで，B氏の家族も同じように不安を感じ，1つひとつ乗り越えて現在に至っていることに勇気づけられた．保健師から，B氏が利用している在宅支援サービスについて説明を受け，A氏が望むのであれば人工呼吸器をつけて生きることを支えたいと思うようになった．

《諸制度の理解》

（1）難病医療費助成制度

　平成26年に制定された「難病の患者に対する医療等に関する法律」により，平成27年7月より難病医療費助成制度の対象疾患（指定難病）が306疾患に拡大され，医療費の自己負担額が3割から2割に引き下げられた（1割負担の者は変更なし）．表2-1-1に示すように，指定難病の特性に配慮し，外来・入院の区別なく，世帯の所得に応じて，受診した複数の医療機関などの自己負担をすべて合算した医療費の自己負担上限額（月額）が設定された．

　この制度を受けるための特定疾患医療受給者証の申請は，保健所等の都道府県の指定する窓口で行う．

（2）難病特別対策推進事業

　都道府県等が実施する，難病患者のための相談・支援，入院施設の確保および在宅療養生活の支援事業である．この事例での保健師の訪問活動は「訪問相談事業」を利用したものであり，在宅の重症難病患者・家族の日常生活の相談や情報提供等の援助を目的としている．確定診断を受けたあと，療養方針や利用可能な在宅サービスを考える際に，保健師がさまざまな相談に

第 2 部　制度に基づく在宅ケア実践事例　　93

表 2-1-1　難病医療費助成制度

階層区分	区分の基準（市町村民税）	自己負担上限額（月額）		
		一般	高額難病治療継続者※1	人工呼吸器等装着者※2
生活保護世帯	－	0 円	0 円	0 円
低所得Ⅰ	非課税（世帯）本人収入：～80 万円	2,500 円	2,500 円	1,000 円
低所得Ⅱ	非課税（世帯）本人収入：80 万円超	5,000 円	5,000 円	
一般所得Ⅰ	課税以上 7.1 万円未満	10,000 円	5,000 円	
一般所得Ⅱ	7.1～25.1 万円未満	20,000 円	10,000 円	
上位所得	25.1 万円以上	30,000 円	20,000 円	

※1 月ごとの指定難病の医療費総額が 5 万円を超える月が年間 6 回以上ある場合
※2 人工呼吸器などを装着している方の場合は，所得に関係なく一律 1,000 円
〔厚生労働省：難病の方へ向けた医療費助成制度について（http://www.mhlw.go.jp/stf/seisakunitsuite/bunya/kenkou_iryou/kenkou/nanbyou/index.html,2015.5.25）〕

応じ支援している．

2）人工呼吸器装着の決断と療養環境の整備

　確定診断から 1 年後，A 氏は排泄，入浴，食事摂取にも一部介助を要するようになり，外来通院などの外出時は車いすを必要とした．介助が必要になり始めたころに，保健師の勧めで介護保険の要介護認定の申請を受けた．介護保険を利用し，介護用ベッドや車いすなどの福祉用具レンタル，浴室，トイレ，廊下のバリアフリー化および手すり設置の住宅改修を行い，生活環境を整えた．月 1 回の外来受診には介護タクシーを利用し，長女に同行してもらうことにした．

　徐々に ADL が低下し，入浴やトイレのときに息切れが強くなり，妻だけの介助では負担が大きくなっていた．妻はそのことを保健師に相談し，次回の外来受診で主治医に相談することにした．外来で呼吸機能を測定したところ，％肺活量（年齢，身長，性別による予測肺活量に対する実測肺活量の割合）が 60％にまで低下しており，最大呼気流速（peak cough flow；PCF）が 250 l/分と，夜間や労作時など部分的に補助呼吸が必要な程度まで呼吸機能が低下していることが主治医から説明された．鼻マスクなどによる非侵襲的陽圧換気療法（noninvasive positive pressure ventilation；NPPV）の導入時期であり，意思決定が必要とされた．

　A 氏は妻や長女夫婦の支えにより生きることを決意し，いずれ必要となることから，気管切開による侵襲的陽圧換気療法（tracheostomy positive pressure ventilation；TPPV）を導入するために入院することとし，同時に胃ろう造設も受けることにした．A 氏は今後に不安を感じており，家族に迷惑をかけながら生き続けることに申し訳ないという気持ちを抱いていた．3 か月間の入院期間中に，妻と長女が吸引や胃ろうの管理など，在宅療養に必要なケア技術の指導を受け，訪問看護や訪問介護などの在宅支援サービスの手続きが進むうちに，少しずつ心が落ち着いてきた．

　障害福祉サービスを受給できるように，身体障害者手帳（1 種 1 級），障害程度区分認定（区分 6）を受けた．また，介護保険の要介護認定の変更申請を行い，要介護 5 の認定を受けた．月～金曜の 5 回/週をモーニングケア（洗面や口腔ケアなど）のために介護保険による訪問介

護，月曜と金曜の2回/週を呼吸ケアや清拭などの全身管理のために医療保険による訪問看護，水曜の1回/週を介護保険による訪問入浴を受け，在宅療養をスタートすることになった．

《諸制度の理解》

（1）訪問看護

　介護保険，医療保険，障害福祉サービスに同様のサービスがある場合は，介護保険を優先して利用することが決まっている．しかし，「厚生労働大臣が定める疾病等」に該当する場合は，重症度が高いため，適切なサービスを利用できるように，介護保険サービスのうち「訪問看護」「訪問リハビリテーション」「居宅療養管理指導」「介護療養型医療施設」は医療保険でサービスを受けるとされている．

4．在宅療養開始から現在まで

　人工呼吸器を装着し在宅療養を始めて6年が経過した．A氏は73歳，妻は68歳，孫たちも小学校の高学年になった．A氏は，四肢体幹の運動機能はほとんど残っておらず，右の眉部分に光センサーを装着し，重度障害者用意思伝達装置を用いてテレビや照明のリモコン操作，インターネットの活用，メールでのコミュニケーションを行っている．また，座位保持ができなくなったため，障害福祉サービスによりリクライニング機能がついた車いすの貸与を受け，天気の良い日は訪問看護に同行してもらい外出もしている．これらの意思伝達装置や車いすは，障害者総合支援法による障害福祉サービスを利用している．

　A氏は舌の萎縮が顕著で唾液の分泌が多く，誤嚥性肺炎によりこれまでに2回入院加療を受けた．そのため，訪問看護を月〜土曜の6回/週に増やし呼吸ケアと全身管理を強化した．また，地域のかかりつけ医による訪問診療を1回/2週受けており，気管カニューレの交換や全身状態の管理を受けている．A氏の1回/週は外出したいという強い希望により，月曜は外出の同行と前後の体調管理のため4回/日の訪問看護を利用している．この日の4回目の訪問看護は，難病対策事業である在宅人工呼吸器使用特定疾患患者訪問看護治療研究事業を活用している．訪問看護の回数を増やして以降の誤嚥性肺炎は起こしていない．

　妻は夜中も吸引などのケアが必要なため寝不足が続いており，介護疲れが目立っていた．血圧が高くなることが頻繁にあり，頭痛やめまいを感じることも多くなっていた．介護を手伝ってくれる長女も，息子が思春期でむずかしい年齢となり，家族とすごす時間をもう少し増やしたいと考えていた．妻の介護負担の軽減と医療機器を使用しているA氏への安全な介護の提供のため，訪問介護を3回/日に増やし，清拭や更衣などの身体介護に加え，意思伝達装置のセッティングなどの支援を増加した．介護保険で不足分については，障害福祉サービスの重度訪問介護事業を利用している．また，妻が受診をして高血圧の適切な治療を受ける時間を確保する目的で，行政の難病対策事業である在宅難病患者一時入院事業と介護保険による短期入所生活介護（ショートステイ）を定期的に活用することとした．

　このように，医療保険による医師の訪問診療，訪問看護において医学的管理を受け，介護保

険や障害福祉サービスによる福祉機器のレンタル，訪問介護等においてA氏のQOL（quality of life；生活の質）の確保や妻の介護負担の軽減が図られ，安定した療養生活を送ることが可能となっている．

《諸制度の理解》

（1）障害者総合支援法

障害者総合支援法の制定により，平成25年4月から難病等が障害者に加えられたが，指定難病の基準を踏まえ，治療法が確立していない，長期療養を必要とするもの，診断に関し客観的な指標による一定の基準が定まっていることを要件とし，平成27年1月より151疾患に対象が拡大された．

これにより，障害者手帳を取得できない場合等であっても，障害者総合支援法に定める障害福祉サービス等の利用が可能になるとともに，利用できるサービスの種類も，難病患者等居宅生活支援事業の3サービス（ホームヘルプサービス，短期入所，日常生活用具給付）に限らず，すべての障害福祉サービス等に拡がった．さらに，すべての市町村においてサービス利用が可能となり，地域格差が軽減された．

（2）在宅人工呼吸器使用特定疾患患者訪問看護治療研究事業

人工呼吸器を使用しながら在宅で療養している指定難病患者の在宅療養の実態把握と訪問看護方法等に関する研究のため，医療保険の診療報酬の回数を超える訪問看護を拡充実施している．原則として1日につき4回目以降の訪問看護について，患者1人あたり年間260回を限度として利用できる．

（3）在宅難病患者一時入院事業

難病患者の介護者が介護疲れ，病気，事故等により在宅での介護が困難になった場合，安定した療養生活の確保と介護者の福祉の向上を図るために，難病患者を一時入院させるために都道府県が指定した医療機関のベッドを一定数確保している．

（小西かおる）

II. 事故等で脊髄損傷を受けた若年者

事例C氏は19歳のときに事故による外傷にて脊髄損傷となった30歳代後半の男性である．四肢の麻痺があり，日常生活の多くの動作について，介助の必要がある．車いすでの生活が主体で，フルタイムで仕事をしている．現在，C氏への指定訪問看護は1週間に3回行っている．そのうち2回はX訪問看護ステーションからのサービス提供，残る1回はY訪問看護ステー

ションからのサービス提供であり，2か所の事業所からのサービス提供を実施している．身体障害をもちながら就労している人は，身体障害者全体の50～60％であり，そのなかで，頸髄損傷者が一般の就労形態と同様にフルタイムで在宅ではない勤務ができている割合は非常に少ない現状である．

本稿では，一般の就労形態と同様に就労しているC氏を支えるためのケア体制はどのように整えられ，また制度内での利用にあたって，現行の保険制度に定められている範囲内で提供できる訪問看護サービスについて，その導入背景，現在のケア体制に至るまでの経緯，連携している各種サービスとそれを利用するための諸制度を説明する．

現在，訪問看護を利用している人は，日本全国で約40万人であり，10年前から15万人程度の増加がみられている．平成37年には団塊の世代が後期高齢者に続々となるため，これまで以上に訪問看護はますます需要が増え，その重要性は高まっていくことが容易に予想できる．特に医療ニーズの高い人が，在宅医療分野においても増え続け，高齢者だけに留まらず，疾病や障害をもちながらも在宅で暮らしていくための仕組みとサービスの供給が求められている．本事例に取り上げたC氏のような頸髄損傷をもつ人をはじめ，医療ニーズの高い人が地域・在宅で増え続けていくことに対し，在宅ケア従事者は，制度の変化を含めて，社会への価値をいままで以上に発揮することが求められる．本稿では，C氏に関わる訪問看護師の立場で制度を振り返る．

C氏が利用している制度は，以下の2つである．
① 「健康保険法」
② 「障害者の日常生活及び社会生活を総合的に支援するための法律（障害者総合支援法）」

1．はじめに

1）在宅医療の社会的背景

前述したように現在，訪問看護を利用している人は，日本全国で約40万人であり，10年前から15万人程度の増加がみられている．公的サービスとしての訪問看護では，介護保険によるサービスと医療保険によるサービスの提供と，大きく二分することができ，どちらのサービス利用者も増え続けている．特に医療保険における訪問看護サービスは全年齢層で増えており，医療ニーズの高い利用者の増加がうかがえる．医療保険による訪問看護では，末期の悪性腫瘍，神経系の難病，頸髄損傷などの，高度な医療処置・機器管理や頻回な訪問看護サービス，24時間での対応が必要な人が対象となっており，24時間365日の対応が可能な訪問看護サービスの需要が高まっている．平成24年度の診療報酬に関わる調査においても，①24時間対応してくれる，②症状が重くなっても対応してくれる，③頻回な訪問でも対応してもらえる，という3点がもっとも需要が高いことが分かっている．

2）頸髄損傷者の社会的背景

内閣府の平成 25 年版障害者白書によると，全国で障害者は 760 万人おり，うち身体的障害をもつ人は 366.3 万人である．身体障害者のなかで肢体不自由がある人は約 43％，176 万人いる．障害者の就労状況について，一般の就業率が 80％程度であることに対し，身体的障害者は 20～30％ほど低い 50～60％の分布となっている．

平成 21 年の頸髄損傷者の自立生活と社会生活に関する実態調査（中間報告）によると，頸髄損傷者において，訪問看護を利用している人は 37％であり，その多くは週 1 回以上の定期的な訪問看護サービスを必要としている．頸髄損傷者の就労においてもっとも苦労していることとして，健康上の問題がもっとも多く（36.8％），それによりフルタイムでの勤務が行える人は少ない．そのほとんどは在宅勤務・フレックスタイム制・短時間勤務となっている．障害をもちながらも，一般の就労と同等の働き方をするためには，健康上の問題を解決していく訪問看護をはじめとする在宅医療サービスの多様な形での供給が必要であると考える．このような需要を満たすために，現行の制度のなかで工夫を行いながら，サービスを実施している本事例を取り上げ，今後の在宅医療を取り巻く社会的課題への参考に供したい．

2．事例；事故による脊髄損傷を受けた若年者

1）利用者の概要

C 氏は 19 歳のときに事故による外傷にて脊髄損傷となった 30 歳代後半の男性である．

頸椎 C5 以下の損傷により，四肢の麻痺がある．日常生活自立度は C2 レベルであり，日常生活の多くの動作について，介助の必要がある．神経因性膀胱であり膀胱ろうを造設している．車いすでの生活が主体で，フルタイムで仕事をしている．障害の認定を受けており，「障害者総合支援法」による給付も利用しながら，自宅での生活を送っている．

2）提供しているサービスおよび利用している制度

C 氏は 30 歳代後半であり介護保険における 1 号被保険者，2 号被保険者共に要件を満たしていないため，要介護認定を受けることができない．そのため「健康保険法」に基づき，医療保険を適用した指定訪問看護を利用している．医療保険による指定訪問看護は，「健康保険法」第 88 条に定められているとおり，指定訪問看護事業所からの公的保険サービスとして提供される．X 訪問看護ステーションが C 氏に提供しているサービスは，すべて健康保険内でのサービスにとどまっている．C 氏が居住する都道府県では，障害者に対して都道府県独自の助成制度を設けており，その認定を受けることで所得に応じた医療保険対象の医療費の自己負担分の助成を受けることができる（障害者医療費助成制度）．C 氏はその都道府県独自の制度も利用し訪問看護サービスにおいても適用している．

現在，C 氏への指定訪問看護は，1 週間のうち 3 回行っている．そのうち 2 回は X 訪問看護ステーションからのサービス提供の実施であり，残る 1 回は Y 訪問看護ステーションがサービ

ス提供を実施し，2か所の事業所からのサービス提供を行っている．通常の医療保険を利用した訪問看護サービスにおいて，訪問看護サービスを提供することができるのは1事業所に限るが，厚生労働省大臣の定める疾病等に当てはまる場合，2事業所以上からの訪問看護サービスの提供が可能となる．頸髄損傷であるC氏はこれに当てはまるため，2事業所からのサービス提供が可能となっている．

そのほかに，日常生活においては「障害者総合支援法」に基づき，自立支援のための介護給付における重度訪問介護サービスを利用している．主に朝と夕方から夜において，自宅での生活支援に介護士を活用している．朝は起床してから仕事に行くまでの着替え，食事，モーニングケアの準備，夕方から夜は，着替えや食事，入浴，就寝準備など1日の自宅ですごす生活の大半を担っている．また，夜間の看護師の訪問においては，労働基準法の定めを守り，シフト制でのケアを実現している．

3）現在のサービス提供に至る経緯

C氏が在宅で訪問看護サービスを利用することになってから現在まで，複数の事業所を経由してきていた．当初，訪問看護サービスを探すにあたり，自治体などへの問い合わせを繰り返し，希望の時間および曜日にサービス提供できる事業所を探した．週3回のケアが必ず必要なうえ，一般の就労形態と同様のフルタイムでの仕事をしていたC氏においては，ケアのリズムとしても，仕事との兼ね合いのうえでも，休日の訪問看護サービスが必要であった．しかし，居住している自治体に多数ある訪問看護ステーションのほとんどは，休日祝日の定時対応は行っておらず，1か所のみ対応可能な訪問看護ステーションを見つけることができた．

C氏はその貴重な訪問看護ステーションと，もう1つ平日のサービスを担ってくれる訪問看護ステーションの2か所と契約し，訪問看護サービスを開始した．平日2回・休日1回の計週3回の訪問看護サービスは，どの訪問においてもおおむね夕方16〜18時ごろのケアが提供されており，多々問題がありながらも，同様の体制での生活を続けていた．しかし，数年がたちC氏が30歳代後半になったとき，その当時の体制を維持していくことが困難になってきた．C氏の仕事は平日5日間の勤務で，一般の就労形態と同様の在宅ではないフルタイムの勤務をしていた．しかしながら，健康上の理由で平日の夕方から訪問看護サービスを在宅で受けなければならないため，毎週2日は，早退を余儀なくされていた．一般的に働き盛りとされる30歳代の男性会社員は，一企業に勤務し続けている場合，経験や能力にもよるものの，責任ある職務内容や役職へのランクアップなどのキャリアの変化が訪れることが多いと考えられる．C氏においても，仕事のうえでの責任が増えることにより，残業の発生や仕事量の増加などの変化がみられ，特に平日の訪問看護サービスへの影響が大きくなっていた．C氏は，現状のまま，毎週2日間の早退を続けることが，自身のキャリアアップの障壁となってしまうことへのジレンマも強くあり，自己実現を達成し社会生活を営んでいくうえでの大きな課題となっていた．

C氏の希望は，週に5日の平日，定時まで仕事が全うできるよう，平日の訪問看護サービスを終業後の夜間訪問で受けることであった．しかし夜間の定時訪問を実施できる事業所は居住

自治体内にはなく，しばらくはそれまでどおりのサービス提供を受けざるをえなかった．その後，隣接する自治体に夜間定時訪問を実施できる訪問看護ステーションがあるとの紹介を受けたが，そのことが，筆者とC氏の出会いであった．C氏は平日の訪問看護サービスを，夜間に変更するために，主にヘルパーなどのサービス調整を率先して実施し，理想とする生活を少しずつ実現していった．

4）実際の看護内容

　前述の経緯で訪問看護サービスの提供リズムと時間が変わり，現在では，平日の2日間において，21時10分〜22時40分の定時訪問を行っている．休日の訪問日は以前と変わらず16〜17時ごろのサービス提供が行われており，平日の夜間担当が1事業所，休日の担当がもう1事業所となっている．夜間サービスに変更になったことで，C氏の平日勤務日は早退がなく定時までの勤務が可能になった．

　実際の看護サービス内容としては，1回の訪問は60〜90分と，医療保険による訪問看護のサービス提供可能時間内に収まるように行い，主に排泄ケアを中心に実施している．医師から処方された浣腸液や軟膏を使用し，排泄ケアを行い，また痔核や皮膚トラブルへの対処，膀胱ろうの多々トラブルの相談対応および，トラブル予防策などの支援，その他相談支援を行っている．特に，夜間帯にうかがう日は，朝から帰宅するまで長時間車いす上で生活をしているため，褥瘡などの皮膚トラブルや，痔核の悪化出血などのリスクが高く，注意深くケアを実施している．制度上，膀胱ろうに留置されているカテーテルの管理について，医療保険での訪問看護サービスの特別管理加算の算定は，1月につき2事業所までの算定が認められているため，両事業所での管理を行っている前提で，加算の算定ができる．

　夜間の定時訪問以外にも，ごくまれに体調不良により，緊急の訪問看護サービスの依頼を受ける場合がある．この場合，関わっている2事業所のうちその時々でより素早く対応が可能な事業所が実施している．制度上，医療保険における訪問看護サービスでの，24時間対応体制加算は，1月につき1事業所までの算定としている．だが実際は上述のとおり，両事業所共に対応が迫られる可能性があるため，事業所間での話し合いの下，おのおの隔月での算定を行っている．実際に緊急対応が発生した場合は，対応した事業所が算定を実施している．24時間の対応や緊急訪問の可能性がありながら，複数の事業所が関わっている場合，24時間対応体制加算が1事業所のみの算定しかできないことについて，これは制度上と現実とのギャップがあることを認識した事例である．

5）他サービスとの連携

　身体障害者においては，「障害者総合支援法」にのっとり，介護サービスの給付や福祉用具の利用など多岐にわたるサービス等の利用が可能である．C氏においても，「障害者総合支援法」による介護サービスを利用している．またその「障害者総合支援法」における介護サービスにかかる費用については，居住している自治体独自に設定している，「障害者総合支援法」に伴う

ホームヘルプ利用者に対する利用者負担軽減事業を利用することで，生活援助に伴う自己負担額の軽減を図ることができる．

　C氏は普段の生活リズムを守るため，厳密で詳細な時間配分で各サービスを利用している．看護師が訪問する際は，介護士がスムーズにケアのバトンタッチを行い，ケア終了時にはまた介護士にバトンタッチをしていく．1日のケア提供時間は，介護士がもっとも長いため，膀胱ろう留置カテーテルの固定や，皮膚トラブルの有無の観察とその予防など，日々の観察と予防への対応を相談・指示することが多く，看護師と介護士のケアのバトンタッチにおけるコミュニケーションが非常に重要となっている．

　また，訪問看護ステーション間においても，同様の看護内容を標準化して実施できるよう，同行見学を企画することや，電話でのコミュニケーションをよくとることなどで協働できる，関係性づくりを意識して実施することが重要である．

3．考察

1）24時間365日対応のニーズ

　本稿冒頭でも述べたように，在宅医療の社会的背景として，24時間対応の訪問看護ステーションが求められている．それは，緊急的な対応へのニーズだけではなく，本事例を代表するように，障害や疾患をもちながらも社会参加を十分に行いたいと考えている人の，自己実現などのニーズを達成していくためには，障害や疾患に起因する健康課題への不安や必要なケアへのサービスが供給されることは当然としながら，より多様な要望へこたえることができるサービスが求められていることが考えられる．今回の事例では，特別な制度は利用せず，現行設計されている医療保険による訪問看護サービスしか利用していないため，特別な配慮がなくとも，どの事業所でも実現が可能であるはずである．しかしながら，現在は，全国の訪問看護ステーションの半数以上は常勤換算5人未満の小規模事業所であり，夜間休日の対応を行っていくことはむずかしい状況にある．このように，訪問看護の需要が高まってはいるものの，その需要に対して供給が追いついていない現状のため，訪問看護師の増員・育成が，在宅医療の課題として急務であると考えられる．

2）在宅医療を取り巻く制度

　C氏は，訪問看護サービスについては医療保険を利用し，その他のサービスを含めて多種の制度を利用しながら在宅での生活を送ることができている．特に都道府県および自治体の制度は手厚く利用が可能である．在宅医療を取り巻く社会資源・制度は多々ありながらも，都道府県・自治体の政策の方向性や税収と予算の兼ね合いにより，自治体間での差が出てしまう現状もあり，特に障害者や難病の人など，居住している自治体が制度を整えているか否かで家族を含めてQOLが大きく変わってきてしまうことが問題として挙げられる．社会保障費について論議されているいま，全体だけでなく，自治体間でのギャップや，生活者のQOLに焦点をあ

てながら，ミクロ視点でのニーズを制度へ反映していく必要があると考える．

　介護保険には，「定期巡回・随時対応型訪問介護看護」というサービスがあるが，C氏は，30代にて介護保険2号被保険者の対象にならず，まだ使うことができない．また，仮に介護保険を申請し，利用が可能だったとした場合にも現状のケア量に対し事業者の給付費（介護も看護も）は十分とはいえないため，事業者側として積極的なサービス提供が困難な可能性は高い．「障害者総合支援法による重度訪問介護」と「定期巡回・随時対応型訪問介護看護」の24時間サービスを組み合わせられることが可能であればよい方法があるかもしれない．

4．おわりに

　C氏は，「24時間365日，対応してくれる訪問看護ステーションがあってはじめて，障害者の自立した社会生活は成り立つ．その意味で，現在の2つの事業所は砂漠のなかのオアシスである」「これから夜でも休日でも対応できる訪問看護ステーションが増えるためには，やはり若い看護師さんたちがもっと増える必要があると思っている．これから同じようなサービスがもっと増えることを期待しています」と述べている．

　本事例のように，医療ニーズの高い人が地域・在宅で増え続けていくことに対して，看護師がこれからの時代に合った役割を発揮できるか否かは，今後の在宅ケアのあり方に大きく影響する要因のひとつとなるだろう．これから訪問看護は，制度の変化を含めて，社会への価値をいままで以上に高めていくことが重要である．

【第2部Ⅱ．参考文献】
　中央社会保険医療協議会診療報酬改定結果検証部会：平成24年度診療報酬改定の結果検証に係る特別調査（平成24年度調査）の結果について　平成25年10月9日．
　日本看護協会：訪問看護事業所数の減少要因の分析及び対応策のあり方に関する調査研究事業（平成21年3月）．
　内閣府：平成25年障害者白書．
　全国脊髄損傷者連合会：頸髄損傷者の自立生活と社会参加に関する実態調査；中間報告（平成21年）．

（岩本大希）

Ⅲ．発達障害児の事例

　自閉症スペクトラム障害のある男児について，幼稚園就園前から小学校高学年になるまでの

表 2-3-1　地域子育て支援拠点事業

・家庭での子育てを支援する地域資源のひとつである.
・厚生労働省ではすべての中学校区に1か所（全国で約1万か所）の設置を目指している.
・実施主体は市町村であるが, 社会福祉法人, NPO法人, 民間事業者などに委託も可能である.
・実施形態は「ひろば型」「センター型」「児童館型」の3種類.
・基本的な事業内容はいずれの実施形態でも共通しており,
　①子育て親子の交流の場の提供と交流促進
　②子育てに関する相談・援助の提供
　③地域の子育て関連情報提供
　④子育てや子育て支援に関する講習の実施
　などである.
・いずれの施設にも子育てに詳しい職員が配置されている.

〔厚生労働省：地域子育て支援拠点事業 実施のご案内〕

経過と, この間に提供された地域での支援を以下に紹介する.

　なお, 事例に関する情報は個人を特定できないように加工されている.

1. 幼稚園就園まで

　男児の家族は, 薬剤師である父親, 元薬剤師の母親, 2歳年下の妹の4人暮らし. 現在居住している市には本児が1歳のときに転入してきた.

　両親と共に保健センターに来所して受診した1歳6か月児健診では, 本児の発達状況に特筆すべき点はなかった. ただ, 「待ち時間が長すぎる」と窓口で理不尽なまでに激しく抗議する父親が保健センター職員たちに強い印象を残していた.

　3歳児健診では絵カードなどの課題は問題なく正答できた. また, すでにひらがなもすべて読むことができ, 知的な遅れはないと思われた. しかし, 検査時間中に着席を維持することが困難で, 検査をした保健師とアイコンタクトをとることもなかった. 一方で, 検査室に備えてあったおもちゃのミニカーで遊ぶことに執着し, 母親が促してもなかなか帰ろうとしなかった.

　検診時の保健師との面談で母親の表情は暗く, 育児疲れのようすが明らかであった. 「下の子はまだ1歳前で手がかかるし, この子も男の子だからか行動の範囲が広く, なかなかいうことも聞いてくれず目が離せない. 夫は最近転職して県外の調剤薬局で働くようになったが, 通勤時間が長いため育児や家事を手伝ってもらうことは期待できない. 自分も夫も出身地は遠く, 育児を手伝ってもらえたり相談できたりする人間関係もない」とのことであった.

　本児の障害の有無について, この時点で判断はできなかった. しかし, 発達上心配な点はあるため, 5歳児検診で再度状況確認が必要とされた. 特に幼稚園や保育所に入園して以降, 集団生活のなかで不適応となる可能性が懸念された. 併せて, 母親の育児疲れと周囲からの支援の不足も懸念された.

　以上のような懸念を受けて, 本児が集団活動の場を少しでも早く経験できることと, 母親が育児上の支援を得られることを目的として, 同じ市内にある子育て支援センター［地域子育て支援拠点事業（表2-3-1)][1]の利用が勧奨された.

表 2-3-2　5 歳児健診

・母子保健法で定められた健診ではないが，近年 5 歳児健診を実施する市町村が増えている．
・5 歳児健診の目的は，集団生活で不適応を示すことの多い発達障害（自閉症スペクトラム障害，注意欠陥多動性障害，学習障害など）のある児を就学前に発見し早期に支援を提供することで，就学後の不適応を少しでも軽減しようということにある．
・5 歳児健診の対象と方法は，いまのところ自治体によってさまざまである．
対象：「すべての 5 歳児」を対象とする自治体と，「保育所や幼稚園で受診を勧められた 5 歳児のみ」を対象とする自治体がある
方法：「保健センターや幼稚園・保育所で実施される集団検診」や「医療機関などでの個別健診」などがある．

〔下泉秀夫：5 歳児健診における発達障害への気づきと連携．母子保健情報，63：38-44，2011〕

子育て支援センターでは，親子で自由にやって来て遊んで行ける「遊びのひろば」と，他の親子との交流を目的とした「親子サロン」を利用することとなった．いずれも就学前の児童とその保護者を対象とした活動である．

「遊びのひろば」への参加では，他児の使っている玩具を奪い取ろうとして手を出し，大人が介入してもなかなか納得しないなど，本児のこだわりや対人行動の問題の際立つ場面がしばしば観察された．しかし，そのような場面がみられるからこそ，早期に他児と触れ合う機会をもてたことは本児の発達にとってプラスに働くのではないかと考えられた．

また，「親子サロン」では，他の母子と交流し育児上のストレスを語り合ったりすることをとおして，本児の母親には以前よりも明るい表情が観察されるようになった．母子を取り巻く育児状況の根本的な解決には結びついていなかったが，それでも，母親の心理的負担は少し軽くなっているように見受けられた．

2．幼稚園就園から小学校入学前まで

本児は地域の幼稚園に年少クラスから入園したが，幼稚園での集団生活に適応できず，連日問題を起こすこととなった．

興味のない活動になると教室を飛び出し，時には園からも出ていこうとするため目が離せなかった．他児ともトラブルが絶えず，本児は気に入らないことがあると手や足を出すので，相手の保護者から苦情がでることもたびたびであった．また，偏食が著しく幼稚園の給食にはいっさい手を付けないなどの不適応もあった．

保護者参観日，運動会，作品発表会など普段と違う行事ではいっそう落ち着かなくなり，年少のときにはこれらの活動にまったく参加できなかった．活動時間中はただ園内を自由に歩き回っているだけであった．運動会では，プログラムに参加せず遊具で遊んでいる本児を父親が捕まえて，怒鳴り散らして叱責し，園庭を引きずり回そうとしているところを周囲の大人から制止されるという場面があった．

年中クラスに進級したあとも本児の状況に大きな変化はなかった．

本児の居住する市では，保健師らが幼稚園や保育所を訪問し，すべての 5 歳児の集団生活の状況を実際に観察し発達を確認する方式で 5 歳児健診（表 2-3-2）[2]を行っていた．年中クラス

在籍時の5歳児健診で，本児は多動性・衝動性，他児への暴力，対人コミュニケーションの苦手さ，こだわりの強さ，などが指摘され，専門機関での精密検査が必要と判断された．

5歳児健診の結果を受け，近隣の発達支援センターを受診することとなった．センターの医師によると，「知的な遅れはないようだが，自閉症スペクトラム障害の疑いがある」とのことであった．

しかし，診断が確定する前に，本児の父親が発達支援センターに怒鳴り込むこととなり，受診は中断された．「うちの子の行動はすべてこの子の個性である．障害なんてとんでもない」というのが父親の主張であった．このため，正確な診断がつくことはなく，専門機関による支援を得ることもできなかった．

幼稚園側としては本児への個別対応の必要性を強く感じており，このため，加配教諭の配置を検討していた．受診中断により診断はつかなかったが，園独自の措置として，本児への個別対応のために加配教諭を配置することとした．

本児の不適応行動を単なる個性の結果とし，専門機関での受診を拒否した父親であったが，加配教諭の配置による個別対応については拒否せず受け入れた．また，本児も加配教諭が配置されて以降，教室内ですごせる時間が以前より増えた．

年長クラスに進級すると，本児はまた教室を飛び出すことが多くなった．この年，年少クラスに妹が入園しており，この妹のようすが気になって年少の教室にしばしば顔を出すようになったのである．妹としては自分の教室に兄が現れることが気に入らず，拒否を示すこともあった．そうすると本児が大声で妹をののしることとなり，大きな騒ぎになることも少なからずあった．

5歳児健診の経過観察として保健師らが幼稚園を訪れたときは，加配教諭の存在もあってか，年中クラスのころよりは行動が落ち着いているように見受けられた．しかし，入園以来の経緯や年長クラスでの状況を踏まえ，小学校入学後も本児に合った何らかの支援が必要になると予測された．このため，本児の保護者には市の教育委員会で就学相談を受けることが勧められた．しかし，「この子の行動は個性の範囲である」という父親の認識に変化はなく，強い拒否が返されるのみであった．

就学時健康診断でも，本児の場合，身体健康面や知的発達面に遅れはなかったが，健診の時間に着席を維持していることが困難で，診断会場で走り回って騒ぐ状態であった．

幼稚園でのようすや就学時健康診断の状況を踏まえ，市の就学支援委員会では「普通小学校の情緒障害児学級への入学が適切」との意見であった．

父親は就学支援委員会の意見を拒否したが，幼稚園在園時と同様に加配教員を配置することは拒否しなかった．このため，小学校には普通学級に在籍し加配教員を利用するという対応で入学することとなった．就学先決定の流れ[3]は，図2-3-1に示すとおりである．

小学校入学までの就学先決定の流れを以下の図に示す.

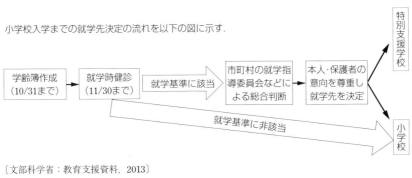

〔文部科学省：教育支援資料, 2013〕

図 2-3-1　就学先決定の流れ

表 2-3-3　小中学校における特別支援教育体制

小中学校では通常学級に在籍する障害のある児童への支援体制として，以下のような機能を備えている.
- 特別支援教育コーディネーター
  校内の特別支援教育推進のため，特別支援学級など校内の資源の活用や校外の専門機関・専門家との連携などのコーディネートを担当する.
- 特別支援教育校内委員会
  学校内の特別支援教育の推進や，特別なニーズのある児への対応を検討する.
- 巡回相談班
  地域の特別支援学校の教員，医療専門職，児童心理の専門家などからなるアドバイザーチーム．地域内の学校を巡回し，特別支援教育の推進にかかわる助言を行う.

〔文部科学省：子ども一人一人の教育的ニーズに答えます！特別支援教育〕

3．小学校にて

　小学校入学後は，保護者も了承のうえで，特別支援教育校内委員会で支援内容を検討する対象として継続的に本児に対応することとなった．

　地域内の特別支援学校教員や児童心理の専門家などからなる，巡回相談班との事例検討では，「1日の流れを視覚的にも分かるように提示すること」「予定変更のある場合は早めに知らせること」「他児童とのトラブルが発生しそうなときは，早めに担任や加配教員が介入し，本児と相手の児との橋渡し役を務めること」「パニック時には別室へ連れて行き気持ちが落ち着くのを待ってから教室へもどること」などが助言された．

　小中学校では通常学級に在籍する障害のある児童への支援体制として，表2-3-3に示すような機能を備えている（小中学校における特別支援教育体制）[4]．

　学習面では，小学1年生レベルの授業内容であれば，本児は平均以上の理解度であった．しかし，時折，通学時から気持ちがひどく荒れているようすが見受けられ，加配教員の対応やさまざまな配慮にもかかわらず，なかなか気持ちの安定しないことがあった．そのようなときは，なにが原因なのか教員たちにとっては思い当たる節のないことが多く，関係する教員間で不思議に思われていた．

　本児が2年生に進級した年，妹が年長クラスになったこともあって，母親が薬剤師としての

表 2-3-4　放課後や長期休暇時における児童の活動支援

放課後や長期休業時に児童への支援や指導を提供するサービスとして，地域には以下のようなものがある．
・「放課後児童クラブ（いわゆる，学童保育）」 　　主に小学1〜3年生を対象としたサービスであるが，障害のある児童も利用可能である． ・「放課後等デイサービス」 　　障害のある子どもを対象とする，放課後や長期休暇期間のサービスである．児童福祉法で定められている．

〔厚生労働省：放課後児童クラブガイドラインについて　平成19年10月19日．厚生労働省：児童福祉法の一部改正の概要について　平成24年1月13日〕

勤務を再開した．それに伴って，本児は放課後児童クラブの利用を開始することとなった．これは，子育て支援センターの職員や「親子サロン」で知り合った母親仲間の勧めによるものであった．母親は本児の就学後も，娘がまだ未就学であるため，子育て支援センターの利用を継続していたのである．

放課後や長期休業時に児童への支援や指導を提供するサービスとして，地域には表2-3-4に示すサービスがある（放課後や長期休暇時における児童の活動支援）[5,6]．

放課後児童クラブでも本児の社会的な行動に大きな変化はなかった．このため，大学生ボランティアを活用することで行動の円滑化が図られることとなった．あるとき，本児を担当していた大学生ボランティアが本児の大腿部に青く内出血した跡のあることを発見した．すぐに児童クラブ職員に報告し，職員から本児になにがあったのか問うと，「お父さんに蹴られた」「お父さんは怒るといつもぼくを叩いたり蹴ったりする」「妹とけんかになってもお父さんに叩かれるのはぼく」とのことであった．念のために確認すると，本児の背中にも古い内出血の跡が残っていた．

この出来事をきっかけに，本児は虐待ケースとして児童相談所に通告されることとなった．

児童相談所の呼び出しに本児の両親は素直に従ったが，父親は，「しつけの範囲内の体罰である」と主張しており，幼稚園に在籍している娘に時折手を挙げていることもまったく悪びれず自ら報告した．

母親は，「やりすぎと思うときも多かったが，自分には手をあげない人なので，いつかは自然とおさまると思っていた」と述べた．また面接では，父親が勤め先でトラブルを起こしては短期間で転職を繰り返していることも判明した．

結果として，両親には「どのような理由があっても体罰は児童虐待であるので止めなくてはならない」との指導がなされ，同時に，地域内の資源を活用して，この家族を見守っていくこととなった．

見守りについては，本児の利用する小学校や放課後児童クラブ，妹の通園する幼稚園だけでなく，子育て支援センター職員やこの家族の居住する地区を担当する民生委員・児童委員（表2-3-5）[7]にも依頼がなされた．

この一件以降，父親による体罰はすっかりなくなった．しかし逆に，子どものしつけにはいっさい口をださないという極端な態度にでたようで，本児がなにをしても父親がなにもいわなくなったため，家庭での本児のわがままぶりがいままでよりもさらにエスカレートしたと，

表 2-3-5 民生委員・児童委員

・民生委員
　民生委員法に基づき，厚生労働大臣から委嘱された，非常勤の地方公務員という身分である．ただし，ボランティアとしての活動であるため給与は支払われない．
・児童委員
　児童福祉法の規定により，すべての民生委員は児童委員を兼ねている．
・民生委員・児童委員の役割
　高齢者や障害者の福祉に関する相談・支援，子育てに関する相談支援
・主任児童委員
　民生委員・児童委員のなかから厚生労働大臣によって指名され，児童福祉を専門で担当する．

〔政府広報オンライン：ご存知ですか？　地域の身近な相談相手「民生委員・児童委員」〕

時折母親が子育て支援センター職員に漏らすようになった．

　小学 3 年生に進級すると，学校でも本児の行動がエスカレートしたように見受けられた．なにが気に入らないのか，1 人の同級生の女の子を追い掛け回して罵倒するようになった．一見気持ちが落ち着いているように見える日であっても，その同級生の姿が視野に入ると，きつい形相になって駆け寄ってののしった．授業中であっても，不意に離席してその子のところへ行き，大声でののしることがあった．その女の子が反発しようものならいっそう興奮して，髪を引っ張るなどの暴力さえ振るった．

　さらに悪いことには，被害を受けていた女児と本児は同じ放課後児童クラブを利用していた．このため，放課後も同じ問題行動がたびたび繰り返されることとなった．

　当然，女の子の両親からは対応を求める苦情が学校や放課後児童クラブに寄せられた．しかし，本児の両親に協力を求めても，父親の言い分は，「子ども同士のトラブルは必ず双方に落ち度があるはずだ．なぜうちの子だけ責められなくてはならないのか」というものであり，家庭と学校や放課後児童クラブが協力した指導体制をとることはむずかしかった．

　ところで，小学校低学年までは行動上の問題にもかかわらず学業成績に遅れのなかった本児だったが，さすがに小学校中学年にはいると，普段の授業中の行動の影響もあってか，授業内容についてこられない場面が見られるようになった．そのことは本児にとってストレスであったようで，授業中に，「分からなーい！」と叫び，教室から出ていく場面が増え始めた．

　特別支援教育校内委員会と巡回相談班の話し合いから，本児の問題行動に焦点をあてたアプローチは保護者，特に父親の拒否を招くため得策ではないと判断された．一方で，学業面からのアプローチはこれまで行われていなかったため，保護者に受け入れられる可能性があるのではないかとの予測がなされた．そこで，市の教育委員会の指導主事が本児の担任や本児の通う小学校の特別支援教育コーディネーターらと共に保護者面談の機会を設け，本児の学業成績の現状を伝え，その支援策を提案することとなった．

　支援策としては，一部の科目で通級による指導を活用し，授業理解度の遅れを取り戻そうということが中心に据えられた．ただ，通級による指導を活用するにあたっては，幼稚園時代に中断した発達支援センターで診断を受け，本児の能力状態を正確に把握することが必要と考えられた．

以上のような本児の「障害」に焦点をあてたアプローチは，これまでの父親の反応を振り返ると，強い拒否にあっても不思議ではない内容と思われた．しかし，実際に保護者との面談を実施してみると，父親は，「本人がもっている力を十分に発揮するための支援ということであれば，できる限りのことをやってやりたい」という反応であった．この面談をきっかけとして，発達支援センターの受診と通級による指導の活用が順調に動き始めることとなった．

　受診の結果，本児は「自閉症スペクトラム障害」および「注意欠陥多動性障害」と診断された．治療としては，注意欠陥多動性障害によると思われる衝動性や多動性に対して服薬が開始された．また，地域のNPOが実施している発達障害児向けの活動が紹介された．「ソーシャルスキルクラブ」という名称のその活動は，決められたメンバーが毎週1回集まって，社会性や対人交流技能を向上するためのさまざまな活動に取り組むという内容であった．

　通級による指導では，服薬の効果もあってか，少人数の刺激の少ない環境であったからか，落ち着いて学習に臨むことができた．そして，通級指導によって学習の遅れが補われるようになると，本来の学級に戻ってからも，以前に比べて落ち着いて授業を受けることができるようになった．いつの間にか，強いこだわりを示した女子児童の姿を見ても反応することはなくなっていた．

4．まとめ

　紹介した事例では，子ども自身の特徴と保護者（特に父親）を中心とした養育環境の特徴が絡み合い，なかなかスムーズに支援を導入できないことが多かった．しかし，その時々で利用可能な地域資源を少しずつ活用しながらかかわりを進め，ついには効果的な支援を提供するタイミングを得たケースといえるであろう．

【第2部Ⅲ．文献】
1）厚生労働省：地域子育て支援拠点事業実施のご案内（http://www.mhlw.go.jp/bunya/kodomo/pdf/gaido.pdf,2015.5.13）．
2）下泉秀夫：5歳児健診における発達障害への気づきと連携．母子保健情報，63：38-44（2011）．
3）文部科学省：教育支援資料（2013）．
4）文部科学省：子ども一人一人の教育的ニーズに答えます！特別支援教育（http://www.mext.go.jp/a_menu/shotou/tokubetu/main/004/001.pdf,2015.5.13）．
5）厚生労働省：放課後児童クラブガイドラインについて　平成19年10月19日．
6）厚生労働省：児童福祉法の一部改正の概要について　平成24年1月13日．
7）政府広報オンライン：ご存知ですか？　地域の身近な相談相手「民生委員・児童委員」（http://www.gov-online.go.jp/useful/article/201305/1.html,2015.5.13）．

（河野　眞）

IV. 成年後見制度を利用するひとり暮らし高齢者

　認知症をもつ高齢者数は400万人以上となり，そのうち1〜3割がひとり暮らしと推計されている．認知症が悪化した場合の金銭管理を含めた生活の支援と，健康で文化的な生活に破綻がみられる際の権利の保障のための支援が求められている．

1．事例概要

　Dさんは85歳の女性である．B市の公営住宅に住んで20年となる．10年前に夫を亡くしひとり暮らしとなった．現在は生活保護を受けている．子どもはなく，兄と弟がいるが居住地が離れており，年に数回の電話のやりとりのみで会うことはほとんどない．

　Dさんは80歳ごろからもの忘れが多くなり，同じ物を買ってくることが増えた．家にはティッシュペーパーの箱が大量に積まれ，気に入ったデザインの靴は未使用のまま5足も買い貯めていた．家で落ち着いているときは，同じ物を重複して買ったことを悔やむが，買い物に出ると同じことを繰り返した．Dさん宅には高価な寝具や健康食品もみられた．Dさんは人と話すことが好きで，断るのが苦手であった．生活保護の受給日前には，所持金が底をつき飲食に困るようすもみられた．

　心配した団地内の人からDさんの地区を担当する地域包括支援センターへ相談が持ち込まれた．B市の生活保護の担当職員と地域包括支援センターの社会福祉士が，Dさんの兄弟に連絡をとり，今後の対応について話し合いをもった．Dさんの弟はDさんの部屋を久々に訪れ，Dさんの認知障害と生活に支援が必要なことを理解した．Dさんの兄は高齢で障害があり，弟は離れていて，Dさんの支援に日常的に関わるのは無理であったが，弟は，無料の法律相談，詐欺被害解決センター，消費者センターへの相談も行った．

　Dさんは，判断能力は不十分であるが，金銭管理に問題があることを自覚し，金銭管理の支援があればいまの生活を続けたいという希望を訴えることができた．近所との交流や見守りもあるため，しばらくは金銭管理の支援を使い現在の生活を続ける方向を関係者間で共有した．

　Dさんは日常生活自立支援事業を使用することとし，B市社会福祉協議会に書類を提出し，契約締結審査会の審査を経て契約が結ばれた．

　B市では社会福祉協議会が日常生活自立支援事業に携わる専門員の研修，登録，情報交換・学習会を行っていた．B市の当事業の運営要綱に基づき登録された専門員が，Dさんを支援することになった．専門員は元公務員，およびPTAや地域活動の経験がある女性2人であった．社会福祉士と社会福祉協議会職員，専門員とDさんとで話し合い，専門員は週に1度訪問する

こととした．訪問 1 時間あたり 1,200 円が D さんから専門員に支払われた．専門員は毎回，1 週間分の生活費を D さんに渡すために訪問し，1 日あたり 1,000 円の現金を小袋に分けて渡し，体調や生活面での困りごとがないかの確認をした．家賃の支払いや医療費などの金銭の出し入れにも専門員が関わり，滞りなく生活保護費のなかで暮らせるようになった．D さんは定期的に自分を思って訪問してくれる専門員を信頼し，しばらく安定した暮らしを続けられた．

　2 年後に D さんの機能低下に伴ってホームヘルパーの導入も行われた．88 歳になったとき，D さんは，筋力低下と認知機能低下が進み，転倒による入退院や，施設に入所するかなどの居場所に関わる大きな選択の検討が必要となった．専門員は D さんとの情緒的なつながりを大切にしつつも，ボランティアである専門員としてそれ以上の役割を担うことは負担と感じた．そのため，再び社会福祉士等が集まり，成年後見制度を使うこととした．家庭裁判所に申立て，調整に時間がかかったが数か月後に B 市内の司法書士が法定後見人に決まった．

　施設探しにあたっては後見人が施設の情報を集約し数か所の候補を挙げた．D さん，弟，専門員，社会福祉士が協力して見学し，後見人の助言で，生活保護受給者を受け入れ，かつ「最期まで看てもらえる」グループホームに入ることができた．グループホームの費用負担は重いが，保護費内ですごせるよう，後見人が確認，調整した．専門員や交流があった近隣の人は D さんの入所後も時折面会に行き，D さんは認知症をもちつつも，なじみの人間関係を維持し，穏やかにすごしている．

2．提供されたサービスと法的根拠

　D さんの事例では，はじめに日常生活自立支援事業を用い，認知機能障害の進行に伴い成年後見制度を活用した．D さんに提供されたサービスや法的根拠を述べる．

1）日常生活自立支援事業（地域福祉権利擁護事業）
（1）日常生活自立支援事業とは
　生活基盤となる金銭管理と生活の場に関わり生活破綻のリスクを軽減するための支援である．認知症をもつ高齢者，知的障害者，精神障害者等との契約により，市町村社会福祉協議会の専門員が社会福祉サービスの利用や日常的な金銭管理の支援を行う．日常生活自立支援事業は厚生労働省の国庫補助で介護保険制度に先立つ平成 11 年から実施された．平成 12 年に「社会福祉法」が施行され，当事業が第 2 種社会福祉事業の「福祉サービス利用援助事業」に位置づけられた．

　日常生活自立支援事業は福祉サービスの利用や預金の出し入れ，財産保全と金銭管理，日常生活上の契約を支援するサービスである．金銭管理を通じて生活基盤を健全に整え，地域で権利を守って自立生活をするために必要な福祉的な支援である．

（2）対象者
　日常生活自立支援事業の対象者は，認知症高齢者，知的障害者，精神障害者などの判断能力

が不十分な人であり，日常生活を営むうえで必要なことを自己の判断で適切に行うことが困難であるが，支援計画や援助の契約内容については判断できる能力がある人と定められている．自立と法定後見（全面的な権利の代行）の合間の能力の人が主な対象となるため，対象となる人の能力の判定が適正に行われる必要がある．

判定は，判断力があるか，本事業が必要か，が基準となる．判断力のある身体障害者や，身体障害者手帳や精神保健福祉手帳をもっていない人も，この事業によって生活の自立が継続されるという必要性からの判断で，日常生活における判断応力が十分でない場合「等」として拡大して解釈している自治体もある．また，知能的に問題がなくても人がよすぎて訪問販売業者の売り込みを断り切れず生活が破綻しそうな独居高齢者なども広義の対象と考えられる．

対象者となるかの判断は，利用希望者の財産内容と量，生活支援としての必要性，他の手段との補完の状態等による．権利擁護の理念の下に，この事業の利用によって生活を支援してほしいという意味がぎりぎりのところで理解できていれば契約が認められるべきである．契約締結のための個別の審査の確認が重要である．

(3) 成年後見制度との関係

事業の契約内容について判断できる能力がない人であっても，成年後見制度の活用により事業の対象となることがある．認知症の今後の進行が予測される場合に，成年後見制度の利用に向けた支援を行うことを条件に，当事業で当面の生活支援がなされることもある．後見人が離れたところに住む親戚などの場合，日常的な金銭管理の支援の必要性により，当事業を活用できる．

(4) 契約の審査

契約の審査のために委員会がもたれ，構成は，精神科医師，弁護士，精神保健福祉士，知的障害施設職員，県行政職員，学識経験者等からなる．新規契約，解約，契約内容変更を取り扱い，審査と支援にあたっては個々の利用者における現実の多様なニーズを汲み取ることが重要である．

(5) 入院入所の際の支援

在宅で本事業を使っていた場合，入院入所をしても引き続き支援してほしいという希望，在宅へもどるための支援の必要性があれば，本人の権利を守り，適正な金銭管理をするという目的のために事業が継続されるべきである．

(6) 都道府県社会福祉協議会による市町村社会福祉協議会への支援

都道府県社会福祉協議会が，本事業の明確な方針を表し，推進のために市町村社会福祉協議会へ支援を行う．都道府県は，ブロックに分けた基幹となる社会福祉協議会への専門職員の配置，市町村で活動する専門員のための研修の企画運営，対象者の判定への支援等を行う．都道府県社会福祉協議会の方針や活動により制度普及の地域差がみられている．

(7) 日常生活自立支援事業の課題

本事業の利用ニーズが潜在する傾向があり，背景には他者が家に入ることや金銭管理に人手を借りることに抵抗を感ずる高齢者や家族の存在がある．また本人，家族と専門員の信頼関係

の下に成り立つ支援であり，不信感などは苦情につながる．権利擁護の理念と支援のための知識，技術を身につけた専門員の養成と増員が課題であり，都道府県と市町村の役割は大きい．

２）成年後見制度
（1）成年後見制度の意味
「後見」のもともとの意味は，後ろだてとなり補佐することであり，認知症，精神障害，知的障害などで判断能力が不十分になった人の，財産の管理や施設入所の契約などを後見人が支援する制度であり，個人の人生の進行の介添えである．

（2）法的背景の経緯
わが国では平成11年に，「民法」の禁治産・準禁治産制度が改正され，成年後見制度となった．また，「日本国憲法」第11条に基本的人権，第12条に自由及び権利の保持義務と公共福祉，第13条にすべて国民は個人として尊重されることが明記されており，判断能力の不十分な人の権利の保障と人権の尊重の現実の対策が，成年後見制度といえる．

後見開始の審判については，「民法」第7条に，「精神上の障害により事理を弁識する能力を欠く常況にある者については，家庭裁判所は，本人，配偶者，四親等内の親族，未成年後見人，未成年後見監督人，保佐人，保佐監督人，補助人，補助監督人又は検察官の請求により，後見開始の審判をすることができる」と述べられている．平成11年に任意後見契約に関する法律が制定され，判断能力のあるうちに後見人予定者を指定しておく「任意後見制度」が創設された．

（3）成年後見制度の種類
後見制度は大きく2つに分けられ，判断能力があるうちに自分で後見人を選んでおく「任意後見」と，「民法」に基づき判断能力が不十分になってから本人・配偶者・親族（四親等以内）が家庭裁判所に申立てる「法定後見」がある．

法定後見制度は，本人の判断能力の程度に応じて，後見（判断能力を欠く常況），補助（判断能力が著しく不十分），保佐の3類型がある．

（4）成年後見制度に携わる人
福祉サービスの適切な利用のために必要な一連の援助を一体的に行うための専門的知識と技術が求められる．後見人には，専門職後見（弁護士，司法書士，社会福祉士等），家族後見，法人後見，市民後見などの種類がある．

（5）関連する法律と審判の請求
成年後見制度の利用には審判の請求が必要であり，個人の特性により根拠となる法律が異なる．審判の請求に関して，高齢者は，「老人福祉法」の第32条，「知的障害者福祉法」では第28条，「精神保健及び精神障害者福祉に関する法律」では第51条に記されている．いずれの法律においても，身寄りがない場合は市区町村長が成年後見のための審判の請求を申立てることができる．

要介護状態の高齢者については，「介護保険法」第1条に「要介護状態となった者が尊厳を保持し，その有する能力に応じ自立した生活が営めるよう必要な保健医療福祉サービスにかかる

給付を行う」と述べられている．上記事例のような，認知症をもちひとりで暮らす高齢者は急増している．ひとり暮らしの認知症高齢者の尊厳を保持するための支援は，「介護保険法」の理念に基づき，「老人福祉法」と「民法」等で定められた手続きをとることとなる．

また，「高齢者虐待防止法」第28条で，成年後見制度利用促進に関して，国および地方公共団体が成年後見制度に関わる経済的負担の軽減，周知を行うよう定めている．

（6）市民後見人に関わる老人福祉法の動き

老人福祉法の改正により第32条の2の後見などに関わる体制の整備が平成24年から施行された．これにより市町村は市民後見人養成のための研修の実施，後見人の裁判所への推薦，その他必要な措置（市民後見人の名簿登録，専門職による市民後見人の支援等）に努めなければならない．また，都道府県は，市町村と協力して後見等の業務を適正に行える人材の育成および活用を図るため，市町村の措置の実施に関し助言等の援助を行うように努めなければならない．

（7）相談窓口

成年後見制度の情報や裁判所への申立てなどの手続きに対しては，自治体や弁護士会の相談窓口や，各地にある地域包括支援センターで相談することができる．

（8）成年後見制度の課題

家族が認知症になったときに，成年後見制度を知っていても家庭裁判所に出向くにはハードルが高く，書類整備，費用，金銭の出入の制約，煩雑さなどから，手続きに至らないことも多い．

認知症をもつ独居者の今後の増加を鑑み，市民後見，法人後見を拡大していく動きが各地でみられる．市民後見は市民ならではの細やかな支援ができる利点がある．市民後見人を拡大するための研修，登録，活動継続と支援の質を保障する継続的な研修が求められる．

3）地域包括支援センター職員による相談

地域包括支援センターは介護保険法に基づき，平成18年から市区町村に設置された．高齢者が住み慣れた地域で生活を続けられるように，介護・保健医療・福祉の幅広い相談に応じ支援を行う総合相談窓口である．配置が義務づけられている社会福祉士が，高齢者の権利擁護に関する相談・支援を主に行い，行政や保健医療福祉の関連機関と連携し支援にあたっている．

4）無料相談

市区町村には無料法律相談の窓口が設けられている．地区ごとの弁護士会や司法書士会も相談にあたっている．また「法テラス」は全国各地に相談窓口があり，電話での相談も受けている．法テラスは平成18年4月，「総合法律支援法」に基づいて設立された日本司法支援センターの愛称である．

各地の詐欺被害解決センター，消費者センターなども，不当な訪問販売被害の予防，啓発，事後の相談などの活動を行っている．

3．金銭管理を含む支援におけるポイント

　高齢者や障害者は社会的・経済的・政治的なハンディをもつことがあるが，金銭管理という視点から権利擁護の業務に携わる人は，個人の権利と生きることの尊厳を明確に意識して，以下のような点に留意することが求められる．

1）迅速な対応
　住民からの相談や情報から緊急性が高いと思われる場合には，迅速な支援が求められる．訪問による正確な実態の把握と状況確認を行うことから支援が始まる．

2）本人の意思の確認
　支援においてもっとも重要な要素のひとつが利用者の意思である．判断能力に問題が生じている人であっても望む暮らしや意思をとらえて代弁し，基本的な権利を擁護する．在宅生活を継続したい意思が明確であれば，認知症やがんなどの病気や障害があっても在宅生活の継続が可能である．

3）問題と強みの共有とエンパワメント
　利用者の力を最大限にだせるよう，また家族のもつ強みも明らかにし，潜在力を維持・向上させるための関わりが重要である．

4）選択と優先順位をすりあわせるコミュニケーション
　支援には十分なコミュニケーションが求められる．支援のなかでなにかの選定の必要性が生じた場合に説明と同意を行い，双方が感情レベルで納得できるようにする．

5）サービスをつなぐ，つくる柔軟性
　国の制度を現場で運用するためには，解釈できる可能な範囲の柔軟な運用，生活全体を視野に入れること，サービスや制度の間をつなぐなど，必要な社会資源の開発を含む広い観点からの支援が重要である．地域の実情や，地域特性と強みに応じた連携とネットワークにより，地域ぐるみで権利が守られる社会を創造していくことが目指される．

【第2部Ⅳ．参考文献】
　法務省：成年後見制度；成年後見登記制度（http://www.moj.go.jp/MINJI/minji17.html,2015.5.13）．
　厚生労働省：日常生活自立支援事業（http://www.mhlw.go.jp/stf/seisakunitsuite/bunya/hukushi_kaigo/seika
　　tsuhogo/chiiki-fukusi-yougo/,2015.5.13）．

（工藤禎子）

第 2 部　制度に基づく在宅ケア実践事例　　115

V. 生活保護世帯
——生活保護事例；介護扶助を利用して自宅療養をしたEさん——

1. 生活保護法

　第 1 部第 2 章の「福祉に関連する諸制度」でも述べられているが，ここでも簡単に生活保護制度についてふれ，生活保護を受給しながら療養する人はどのような保障を得られるのかを理解することに役立てればと考える.

1) 生活保護制度とは

　「すべての国民は，健康で文化的な最低限の生活を営む権利を有する. 国はすべての生活部面について，社会福祉，社会保障及び公衆衛生の向上及び増進に努めなければならない」と定めている「日本国憲法」第 25 条により制定されたのが「生活保護法」である. その「生活保護法」第 1 条において，「この法律は，日本国憲法 25 条に規定する理念に基づき，国が生活に困窮するすべての国民に対して，その困窮程度に応じ，必要な保護を行い，その最低限の生活を保障するとともに，その自立を助長することを目的とする」と規定しており，病気などで生活に困っている人に対して，「生活保護法」に基づいて生活の保障を行い，自分の力，または他の方法で生活できるようになるまで手助けをする制度である.

2) 生活保護の種類と内容

　「生活保護法」には生活扶助，住宅扶助，教育扶助，介護扶助，医療扶助，出産扶助，生業扶助，葬祭扶助の 8 つの扶助があり，国が定める基準により保護を受けられる. ここでは在宅療養に関係する扶助について説明する.

　(1) 生活扶助

　この生活扶助は扶助のなかでももっとも基本的な扶助で，食べるもの，着るもの，光熱費水費，家具什器など，日常の生活を営むために必要な給付を行うものである.

　生活扶助は，次の扶助で構成されている.

　第 1 類・個人単位の経費（食費・被服費など），第 2 類・世帯単位での経費（光熱費など），入院患者日用品費（病院などに入院している際に支給される一般生活費），各種加算として，妊産婦加算，老齢加算，母子加算，障害者加算，在宅患者加算（在宅の傷病者で栄養補給を必要とする者に支給される費用），その他，児童養育加算や期末一時扶助，一時扶助などがある.

　(2) 介護扶助

　生活保護受給者でも「介護保険法」に規定する要介護状態および要支援状態と認められれば

介護扶助の対象となる．40歳以上65歳未満の場合は，特定疾病により要介護状態または要支援状態と認定された場合に介護扶助の対象となる．

（3）医療扶助

医療扶助は疾病や傷病により入院または通院により治療を必要とする場合に，「生活保護法」の指定医療機関に委託して行う給付である．医療扶助には在宅療養の際の医療費のほか，コルセット，眼鏡，また看護料のほか，柔道整復，あん摩，マッサージなどの施術費用も対象となる．医療扶助は現物給付となっている．

（4）葬祭扶助

最近は住み慣れた自宅で最期を迎えたいと希望する人も多くなった．葬祭扶助は遺体の搬送や火葬費，そのほか葬祭に関する最低限必要な費用を基準で定める範囲内で支給するものである．

２．生活保護を受給しながら乳がんで在宅療養生活を送ったEさんの事例

1）事例の概要
・Eさん：女性，45歳，独身
・診断名：右乳がん
・仕事：飲食店アルバイト
・家族構成：地方に両親がいるが疎遠で同胞なし

2）生活保護受給までの経緯

Eさんは2年前に乳がんと診断され，右乳房切除術後，化学療法を行っていた．しかし，治療効果が得られ難い乳がんのタイプであったこともあり，最近では骨転移や肝臓などへの転移も判明し，治療を行っても治療効果が期待できなくなり，本人の希望もあり，緩和ケア的な治療へ移行となった．

Eさんは地方の高校を卒業後，上京し，貿易会社で事務の仕事をしていたが，不況によるあおりで勤めていた会社が倒産．失業後は飲食店で配膳のアルバイトをして，これまで生計をたててきた．しかし，ここ半年間は体調も悪くほとんど仕事をすることができず，仕事も辞めざるえなくなり，3か月前に仕事を辞めた．アルバイトを辞めた時点で，実家にもどり療養をすることも考えたが，地方にいる両親とは折り合いが悪く，実家をでてきたEさんとしては，実家に頼ることもできなく，住み慣れた現在のアパートでできるだけ生活を続けることを希望していた．しかし，貯金も底を尽きはじめ，生活費，アパートの家賃や医療費をどうすればよいか途方に暮れていた．

Eさんは治療を受けていた総合病院のソーシャルワーカー（social worker：SW）に相談をした．その相談を担当したSWは，Eさんの現在の経済状況を確認するとともに，担当医から今後，病状が進行し，仕事を再開できる状況にはないとの意見を聞き，Eさんが住んでいるB市

の福祉事務所で生活保護申請をすることを勧めた.

早速, Eさんは B市福祉事務所で生活保護の相談を行い, 所定の調査の結果, 生活保護が開始となった.

3) 生活保護受給しながらの療養生活

無事, 生活保護が受給開始となったEさんには, 生活扶助により最低限の生活を営むための生活扶助費, アパートの家賃に関しては住宅扶助費, 医療に関しては医療扶助により現物給付がなされ, Eさんはつつましいながらも生活費や医療費について心配することなく生活することができるようになった.

しかし, がんの進行に伴い, 疼痛が出現し, 薬物によるコントロールが必要となったEさんは, 電車を利用しての通院, 買い物に行くことや家事をすることが負担になってきた. そこで, Eさんは再び通院先の病院の SW に相談をした. 相談を受けた SW は, 主治医より残念ながらEさんの乳がんはすでに進行し末期がんの状態であるとの情報を得て, Eさんに生活保護受給中で年齢が 65 歳に達していなくても介護保険制度が利用できることを説明し, 生活保護地区担当者に連絡を取り, 介護保険利用の手続きを進めてもらうよう依頼した.

所定の手続きを終え, 1か月後に要介護2の認定を受けたEさんは, 地域包括支援センターで紹介してもらったケアマネジャーと相談し, ケアプランを立ててもらい自宅で療養生活を送ることができた.

4) その後の経過

要介護2の認定を受け, サービスを利用し自宅での療養を希望し, 実現してきたEさんだが, 独居で, 家族の支援も得られないため, 病気の進行具合と残された時間を主治医に自ら伝えてもらうよう依頼した. 主治医との話で, 予後が数か月しかないと知ったEさんは早晩, 自宅での療養も限界が来ると考え, 緩和ケア病棟への入院を望み, 隣接市にある病院の緩和ケア病棟へ入院した. 入院後, 疎遠であった両親にEさん自ら病状を伝え, 最期のひと時を両親に見守られながら亡くなられた.

葬祭費に関しては, 両親が簡素ながらEさんが生まれ育った土地での葬儀を望み, 費用も負担可能な経済状況であったため葬祭扶助は利用せずに執り行われた.

5) 介護保険給付との関係

(1) 介護保険の第1号および第2号被保険者である生活保護受給者

生活保護を受給している各市区町村内に住所のある 65 歳以上の人は, 生活保護を受給していても介護保険の第1号保険者となる. また, 40 歳以上 65 歳未満で国民健康保険以外の医療保険に加入している人は, 生活保護を受給していても介護保険の第2号保険者となる.

この場合, 介護保険の給付 (9割) を適応したあとの自己負担分 (1割) が介護扶助の対象となる.

（2）被介護保険者でない生活保護受給者

　生活保護受給者は国民健康保険が適応除外のため，ほかの医療保険に加入していない多くの40歳以上65歳未満の被保護者は，介護保険の第2号被保険者となることができない．被保険者でない人が介護保険と同様のサービスを受けた場合には，被保険者と同等の範囲内でその全額（10割）が介護扶助の対象となり，Eさんはこちらに該当した．

　被介護保険者でない生活保護受給者の場合，介護保険に基づくサービスを利用したいときは，生活保護地区担当者に相談する必要がある．

6）Eさんが自宅療養中に利用したサービスと扶助

（1）介護サービス

　Eさんは週3日1時間ごとにヘルパーによる家事援助サービスを利用し，Eさんが困難な買い物や掃除，洗濯などを支援してもらっているほか，布団では寝起きがたいへんなため介護用ベッド，入浴の際の負担を軽くするためのシャワーチェアを利用している．

　以上の介護サービスはすべて介護扶助で現物給付されており，Eさんの自己負担はなかった．また，生活保護受給者の場合，「生活保護法」による指定を受けた指定介護機関から介護サービスが提供される．

（2）医療サービス

　通院がたいへんとなったEさんは，ケアマネジャーの勧めもあり，自宅で訪問診療と訪問看護を受けることになった．末期がんの状態であると医師が判断した場合，訪問診療や訪問看護は医療保険の対象となる．介護扶助とは別に，医療扶助で必要な医療や看護が現物給付され，この場合も，Eさんの自己負担は発生しない．

（3）生活扶助

　Eさんには生活扶助として，食費や光熱費など生活を営むために必要な費用が支給された．

（4）住宅扶助

　アパートの家賃や契約更新料の支給を受けていた．

3．おわりに

　Eさんは勤めていた会社が倒産し，アルバイトで生活をつないでいたときに乳がんと診断された．病気の不安とともに治療費や生活費の経済的な心配も強く，体調が悪いなかで何とか仕事を続けてきたが，いよいよ仕事ができなくなり，貯蓄が底をついていく不安ななかで生活をしていた．幸い，「生活保護法」を適切に受けることができ，家事援助や介護，訪問看護や往診が必要な状態となったEさんであったが，Eさんが希望する形で自宅療養ができたのではないかと思われる．

【第 2 部 V. 参考文献】

厚生労働省：生活保護制度（http://www.mhlw.go.jp/stf/seisakunitsuite/bunya/hukushi_kaigo/seikatsuhogo/seikatuhogo/index.html,2013.12.10）.

社会福祉士養成講座編集委員会編：新・社会福祉士養成講座 16；低所得者に対する支援と生活保護法.
51-82，中央法規出版，東京（2011）.

社会資源研究会編著：新福祉制度要覧. 185-196，川島書店，東京（2008）.

東京都福祉保健局総務部総務課編：2012 社会福祉の手引. 163-169，東京都生活文化局広報広聴部都民の声課（2012）.

（神田美佳）

VI. がん末期の状態で退院支援した事例

　事例 F さん（女性，63 歳）は X 年 10 月，膀胱がんの診断を受け，手術療法を行い，尿路ストーマを造設，その後外来通院にてフォローされていた．X＋1 年に脳転移が見つかり，放射線治療を受けるために入院した．ADL はほぼ自立している．

　入院中は，経口摂取量が少ないため，中心静脈栄養療法を開始し，脳転移に対してグリセオールの静脈点滴が施行された．入院中に実施された医療処置は，皮下埋め込み式中心静脈カテーテルからの栄養輸液，尿路ストーマの処置，疼痛管理である．

　家族状況は，夫（67 歳）が退職し，家事等のサポートをしていた．長女（35 歳）は同市内で結婚し，夫と 2 人の子どもが同居，次女（30 歳）は他府県で就労，独身である．

　F さんは，55 歳まで保育士として働き，2 人の子どもを育ててきた．

1. 退院支援の概要

　本稿では，がん末期の状態で，在宅への退院支援を行う場合の支援の流れを理解して，必要な社会保障制度（主として診療報酬と介護保険）の活用例にふれてみたい．まず，退院支援・退院調整のプロセスを 3 つの段階に分けて考える．

　第 1 段階【外来での入院申し込み時・入院後 48 時間以内】

　①退院支援が必要な患者の特定：スクリーニングシートや患者情報からアセスメントする，②退院支援の必要性を医療チーム内・患者，家族と共有，動機づけをする．

　第 2 段階【入院 3 日～1 週間以内に方向性を共有する】

　①病棟看護師を中心に生活の場に帰るためのチームアプローチのプロセス，②治療方針・経過・病態予測をチームで行い「退院時の状態」をイメージし，③患者・家族と共有，必要な支

援を行う．

第3段階【退院までの調整，何らかのサポートが必要になった場合】

社会保障制度・社会資源・地域医療との調整を行う．

2．退院支援の実際

1）退院支援の必要性の判断（スクリーニング）【第1段階】

多くのがん患者の退院支援は，積極的ながん治療が困難になって動き始めることが多い．しかし，治癒できない病気や，患者自身が退院後も継続する医療処置・医療管理を行い，病気と付き合って生活の場にもどるために，本来はもっと早い段階で安定した在宅療養を支えるための支援が提供される必要がある．在宅療養支援が必要な状態は，主に4つのタイプがある．

①医療管理・医療処置等を継続する：在宅酸素・経管栄養・在宅中心静脈栄養法（total parenteral nutrition；TPN），補液が必要・症状緩和のための薬物管理

②日常生活動作（ADL）や手段的日常生活動作（instrumental activities of daily living；IADL）が低下し，自立した生活にもどれない：脳転移・骨転移による ADL/IADL 低下，入院医療による廃用性筋力低下

③積極的ながん治療が困難，末期の状態である：これからの療養場所・療養方法を決定し，看取りへの支援が必要である．

④在宅療養における病状管理が不十分なため再入院を繰り返していた：症状緩和が不十分

Fさんは，①②③に該当し，【第1段階】において退院に向けた個別的な支援が必要と判断されることになる．

2）退院に向けた意思決定支援【第2段階】

（1）入院後早期から「その患者の退院時の状態像」を予想し，患者の思いに寄り添うことが重要である．入院時は，患者情報収集が重要である．生活の場からきたばかりの患者に病気とどう向き合って暮らしていたのかを，聞いてみる．

①入院目的・病態・治療方針から，どのような状態で退院になるか：主治医，病棟の受け持ち看護師，退院調整看護師など病院内の関連する多職種が集まって，検討することが大事である．

②入院前の状態はどうであったか：特に患者・家族の病に対する受け止めを知ることは重要である．以下の2つの視点をもって，Fさん本人と夫と娘たちそれぞれの思いを聞き，どのような支援や調整が必要かアセスメントしていく．

○医療上の検討課題

入院前の病状把握とそれによってどのような生活のしにくさがあったか，痛み・倦怠感・呼吸苦・経口摂取減少等の症状と，すでに実施している緩和ケアを確認し，どう理解し，向き合ってきたかを患者といっしょに考えていく．すでにターミナル期にさしかかって，治療効果は望めない状況であっても，症状コントロールを中心に自宅療養をしている患者も多く，家での暮

らしを知ることから，患者の大事な時間，これから望む暮らしを語る場面につながる．

○生活・介護上の検討課題

がんの病態により ADL・IADL にすでに影響がある場合は，入院前の自宅での生活状況・サポート体制を聞く．すでに生活に不都合をきたしているのであれば，環境整備をする準備も必要になる．

（2）次のステップとして，病棟看護師がリーダーシップをとり，緩和ケアチームと退院調整チームを交えた多職種カンファレンスを招集し，帰るころの状態像の共有と，だれがなにをするのか，方向性を決めるため多職種チームで話し合う．

○医療管理上の検討課題

①今回の入院になった原因病態はどうなるか：今後も起こりうる病態である可能性が高いのであれば，原因・治療法・効果を主治医に確認して，在宅医療へと移行する．

②今後の病態予測を主治医と確認，どのような緩和ケアが可能か：ⓐゆるやかな変化か，なにができるか，生活のしにくさはどうか，ⓑ急激な変化としてどのようなことが起こるか．

DNR（do not resuscitate；蘇生処置拒否）の確認はどうなっているか，そのときどうするのか．

在宅看取りの可能性を，家族に伝え，訪問診療・訪問看護の必要性を説明する．主治医から患者・家族への病状説明，今後についての話し合いの場を設定する．

③継続する医療管理・看護がある場合，生活の場でできる方法へアレンジする：ⓐ疼痛管理 ⇒ 痛みの評価，服薬管理，便秘などの副作用対策も必要である．ⓑ在宅中心静脈栄養法の管理，グリセオール®投与の継続の必要性等，ⓒストーマ管理 ⇒ いまは自立しているが，状態悪化時の対応を家族と検討する．

○生活・介護上の検討課題

①入院前との変化

②病態予測から生活はどう変化するか（骨・脳転移・がん性髄膜炎・肝性脳症等）：F さんの場合は特に，脳転移があるため，急激な ADL 低下が起こり，介護体制の準備がタイムリーに提供できるかが最期まで自宅ですごせるかの鍵になる．医療的管理も複雑であるので，自宅退院であれば，在宅医療チームとの連携は不可欠である．がん末期という診断名であれば，第2号被保険者として介護保険でサービスを受けることができるため，早めに介護認定の申請をする必要があるとアセスメントすることができる．

（3）3つめのステップとして，この時点で退院調整専任の看護師は，患者本人，家族との話し合いの前に，在宅療養の可能性を探るべく，次の2つについて情報収集した．

①訪問看護ステーションへ相談：F さん宅に訪問可能な事業所へ電話相談し，空き状況を確認し，受け入れ可能な病状なのかなどの確認をした．中心静脈栄養法の管理・ストーマ管理等の医療処置，ケアについて実施が可能か，がん末期患者の看取りの経験はあるか，退院後必要な看護提供ができる事業所にマッチングさせることが重要である．F さんのような場合は，24時間連絡がとれ，必要があれば，時間外の訪問も可能な訪問看護ステーションが望ましい．

②在宅医を検討：死亡診断は医師のみが行える医業であるため，看取りを含めた対応が可能な在宅医に関する情報を集め，検討することは必須である．

F さんについては，話し合いの結果，子どもや孫の成長を楽しみにしている F さんの思いに配慮し，主治医から F さんへ「病気の勢いを止められない，つらい症状を緩和しながら，自宅での療養ができるように整えましょう」と話した．

3）自宅退院に向けた社会資源への調整【第 3 段階】

（1）医療管理上の検討課題

①訪問診療医の調整：診療報酬のなかで在宅療養支援診療所（あるいは病院）の規定がある．積極的に在宅医療に関わり，在宅看取りについても 24 時間体制での対応が求められている．在宅医療にまつわる報酬は，診療報酬のなかで整理されている．以下はその限られた主なものについて解説する．

○在宅末期医療総合診療料

在宅療養支援診療所（または支援病院）に限り，在宅療養を行っている末期がんの患者であって通院が困難なものに対して，その同意を得て，計画的な医学管理の下に総合的な医療を提供した場合に 1 週を単位として算定する．

訪問診療または訪問看護が週 4 回以上であること，訪問診療は週 1 回以上であること等，医師と訪問看護の連携・協働で在宅医療を提供する．

○在宅療養指導管理料（F さんの場合は「在宅中心静脈栄養法」）

入院外の場において，定期的な外来診療あるいは訪問診療を受けながら，医療行為を患者（あるいは家族）が実施・管理する医療をいい，必要な患者または患者の看護にあたる者に対して，医師が療養上必要な事項について適切な注意および指導を行い，必要な衛生材料や保険材料の支給をした場合に算定できる．

病院と診療所が連携する場合，指導管理料をどちらで行うのか，指導管理料をどちらが請求するのかといった役割分担について整理し，申し合わせを行うことになる．診療報酬では，指導管理料のほかに，医療材料の取り扱い，注射薬の取り扱い，衛生材料の在宅医療に必要なものの取り扱いについても記載されている．

②訪問看護の調整：訪問看護は原則として介護保険が優先されるが，F さんのようながん末期患者であれば，医療保険の枠組みのなかで訪問看護を利用することになる．それは医療保険では訪問した回数分の請求が可能であることが理由である．訪問看護を介護保険ではなく医療保険の枠組みで利用できる条件として，以下の 3 点がある．

ⓐ介護保険認定を受けていない対象者

ⓑ末期の悪性腫瘍その他別に厚生労働大臣が定める疾病に該当する場合

ⓒ急性増悪時（特別訪問看護指示書交付日から 14 日以内）の場合

末期がんの訪問看護は，ⓑに該当し，医療保険給付，回数制限がない．

③入院可能な病院の調整：F さんが退院後，なにかの事情で入院する場合を想定し，受け入

れ可能な医療機関の調整を行うことを指す．緩和ケア病棟や近隣の医療機関に連絡をとることになるが，東京都中央区のように在宅療養者のために行政がバックベッドを確保しているところもある．

(2) 生活・介護上の検討課題

がん末期の場合，急に ADL が落ちることがある．退院時には歩くことができていても，前もって介護保険サービス導入の調整を行うことが望ましい．F さんの場合は，65 歳未満であるが特定疾病にあたるため，第 2 号被保険者として介護保険サービスを利用することができる．しかし，まだ介護認定を受けていなかったため，入院中にその申請を区役所の介護保険窓口に連絡し，介護認定のための調査を受けられるよう調整した．電動ベッドや車いすのレンタル，手すりの設置，訪問介護などのサービスを利用する可能性がある．

F さんの場合には，在宅医，病院医師が「診療情報提供書」を準備，退院調整看護師からの在宅療養依頼内容も加え，家族が診療所へ事前に出向き，医師と面談し，在宅医療の了解を得た．在宅医・訪問看護とも相談しながら，在宅での中心静脈栄養管理の内容について夫へ指導を行った．

自宅環境調整等ケア体制は，介護保険特定疾病「末期がん」という状態であること，脳転移による ADL 低下があることから「要介護 1」以上の認定が予測されたため，訪問看護事業所併設のケアマネジャーへ依頼した．

病院では，退院前カンファレンスを開催し，家族と在宅医師，訪問看護師，ケアマネジャー，調剤薬局の薬剤師，病院医師，病棟看護師，退院調整看護師，医療ソーシャルワーカーが参加し，話し合った．F さんは，退院後しばらくは毎日訪問看護を利用したが，医療処置の管理にも慣れたため，安定期は隔日の訪問看護を利用しながら家族とすごす時間をもつことができた．手すりや歩行器を使って，最期までトイレでの排泄を目標にしていたそうである．3 か月後，家族に囲まれての看取りであった．

3．退院支援・調整に対する診療報酬評価

医療機関における退院調整は，診療報酬上施設基準が設けられており，退院調整部門に看護師と社会福祉士の両職種配置することで強化されてきた．入院後早い時期からの退院支援の取り組みが評価され，在宅療養を担う医療機関との退院支援計画の共有による協働体制も評価された（地域連携計画加算）．また，介護保険サービスへの円滑な移行のために必要な情報提供の充実（介護支援連携指導料 2 回算定可）も図られている．

その他退院支援・調整に関わる診療報酬として，病院と在宅療養を担う医療機関に加え，訪問看護ステーションの看護師等も含まれた．

末期がんの場合は，退院調整を短時間で行い，自宅にいる時間が少しでも長くなるようにタイムキーパーが必要である．病院内のコーディネーターとしては，退院調整専任の看護師や病棟の看護師が，在宅医療チームの要になる訪問看護と日ごろから連携し協働することで，患者の「家に帰りたい」という希望を実現することができる．

【第 2 部Ⅵ. 参考文献】
川越正平編著：在宅医療バイブル. 日本医事新報社, 東京 (2014).
京都府看護協会：在宅療養移行支援ガイド；医療依存度の高い患者を中心に. 京都府看護協会, 京都 (2012).
篠田道子編：ナースのための退院調整. 日本看護協会出版会, 東京 (2010).
田城孝雄編著：在宅医療ガイドブック. 中外医学社, 東京 (2008).
宇都宮宏子, 長江弘子, 山田雅子, ほか編：退院支援・退院調整ステップアップ Q & A, 日本看護協会出版会, 東京 (2012).
在宅緩和ケアの基本教育等に関する検討小委員会：在宅緩和ケアのための実践ガイドブック. 青海社, 東京 (2009).

(宇都宮宏子)

Ⅶ. 定期巡回・随時対応型訪問介護看護 サービスを利用した事例

平成 24 年度から地域密着型サービスとして,「定期巡回・随時対応型訪問介護看護」がスタートした. 介護が必要になっても, 住み慣れた家庭でできる限り生活ができるよう, 介護と看護が協働して行う, 24 時間対応の介護保険サービスである.

高齢者のみの世帯や, ひとり暮らしの高齢者の安心感が増すとともに, 介護する家族の負担を軽減するサービスとして開始された.

また, 介護報酬では, 利用者の一部負担金の変動を回避し, かつ事業者の収入の安定化を図る観点から, 包括払いが基本である.

1. 事例紹介

可能な限り在宅療養を希望する認知症, 乳がんのひとり暮らしの 80 歳代の女性を支援した事例である. 要介護 4 である.

近県に住む兄弟がキーパーソンで, 週 1 回程度の来訪がある. 兄弟の来訪時に整形外科, 循環器, 乳がん (外科) と 3 科に受診していた.

各科からそれぞれ薬が出されるが, 認知症のために自己管理できず, 服薬管理目的で訪問看護の依頼があり介護保険対象者として訪問していた. 今般の制度の新設に伴い, 平成 24 年 4 月から定期巡回・随時対応型訪問介護看護サービス (以下, 巡回型サービス) に移行したケースである. キーパーソンである兄弟も巡回型サービス利用により, いままでと同様のサービスでも負担金額が減ったことから, 経済的な理由で, 巡回型サービスの導入を決めた.

第 2 部　制度に基づく在宅ケア実践事例　　125

表 2-7-1　24 時間巡回サービスの内容

		月	火	水	木	金	土	日
深夜	0：00							
	1：00							
	2：00							
	3：00							
	4：00	洗面食事・排泄誘導・服薬20分						
	5：00							
早朝	6：00							
	7：00	定期巡回						
午前	8：00							
	9：00	通所　デイ準備	通所　入浴	食事・排泄誘導・服薬・洗濯	通所 食事・排泄誘導・掃除・洗濯	通所 食事・排泄誘導・服薬・洗濯	通所	食事・排泄誘導・服薬・洗濯
	10：00							
	11：00							
午後	12：00			定期巡回		定期巡回		定期巡回
	13：00			病状管理・薬セットアップ				
	14：00	食事・排泄誘導・服薬				入浴		
	15：00			訪問看護				
	16：00							
	17：00	定期巡回						
夜間	18：00							
	19：00	洗面・排泄誘導・服薬						
	20：00							
	21：00	定期巡回						
深夜	22：00							
	23：00							

　認知症の進行によりセルフケア能力の低下があり，介護は 1 日 3 回の食事時間と，イブニングケア時に訪問する．デイサービスは週 4 日通所．デイサービス通所日は送迎時間に合わせて介護職が訪問する．入浴は通所先で行われ，介護は短時間で，朝洗濯機を回し，昼に干し，夕方取り込むなどである．滞在時間はおおむね 20 分程度である．サービスは表 2-7-1 のとおりである．ほかには更衣，ごみ出し，買い物などの支援も含まれる．

　看護師は，外来受診日に合わせ週 1 回訪問，3 科の薬（10〜12 種類）をセッティングすることが主な役割である．薬物数が多く，セッティングだけで 30 分以上の時間がかかってしまい，病院に分包を依頼したが，すべての薬を 1 包化するのはむずかしいといわれ，可能な範囲で実施してもらった．介護職が毎食服薬介助してくれるので，分かりやすいように服薬カレンダーに 1 週間分をセッティングした．薬変更時には連携ノートに記入した．また，生活上注意してもらいたいことなどもノートに記載した．

　数か月後，胸水が貯留し入退院を繰り返すようになり，訪問看護の回数を増やし対応した．しかし，乳がんが皮膚浸潤し，毎日の創処置が必要となったため，訪問看護指示書はがん末期

表 2-7-2　定期巡回・随時対応型訪問介護看護サービス

サービス内容		一体型事業所 介護 ⟺ 看護	連携型事業所 介護 ⟺	訪問看護事業所 看護
介護	アセスメント	○	○	
	モニタリング	○	○	
	定期巡回	○	○	
	随時対応（オペレーター）	○	○	
	随時訪問	○	○	
看護	定期アセスメント（随時も）	○	委託 ⟶	○
	指示書に基づく看護サービス	○	委託 ⟶	○

の記載となり，医療保険に変更となった．

それからは毎日訪問した．いままでの服薬セッティングに加え，創処置，全身状態の観察，緩和ケアも行った．

本人の「ぎりぎりまで自分の家ですごしたい」という強い希望をかなえるため，介護職とは病状，生活状態，排泄，食欲等を中心に報告し合い，密に連携した．創の悪化はあったが，全身状態は比較的安定しており，デイサービスの通所は可能な限り続けた．しかし，体力が落ち，週4回の通所がむずかしくなった時期には，巡回型サービスの回数を増やし，生活を支えた．

病状変化に伴い通院回数が増え，兄弟の来訪も増えた．兄弟も高齢であり，通院や買い物以上の介護支援はむずかしいといいながらも在宅療養を見守っていた．

利用者や兄弟は，最期は病院で迎えたいとの意思が明確で，在宅医はもたなかった．病院医師との結びつきが大きかったことを察し，地域で在宅医が存在していることの紹介にとどめた．最後まで在宅医の希望はなかった．

最後の外来受診の際に，医師の病状説明をうけ，兄弟の判断で入院を決めた．その数日後に，苦しむこともなく亡くなられたとのことである．

兄弟は，「あの状態で，家でぎりぎりまですごせたのは，この制度（巡回型サービス）のおかげです．本当に本人は幸せでした」と話した．

2．定期巡回・随時対応型訪問介護看護サービスについて

1）どの利用者にも看護師が必ず介入することが特徴

巡回型サービスは，①一体型定期巡回随時対応型介護看護，②連携型定期巡回随時対応型介護看護の2パターンがある（表2-7-2）．

一体型は名称のとおり，1つの事業所で定期，随時，看護サービスを一体的に提供する事業であり，連携型は，介護事業所と近隣の指定訪問看護事業所と連携してサービスを提供する事業である．連携型は必ず訪問看護事業所と連携しなければならない．

それは，巡回型サービスは，必ず看護師が介入することが必要だからである．①一体型，②

連携型ともにケアプランのなかに訪問看護サービスが計画されていない場合は，すべての利用者のアセスメントを看護師がしなければならない．①の一体型サービスは自前で事業所の看護師がアセスメントすることになるが，②の連携型は指定訪問看護事業所が定期巡回型サービス事業者の受諾を受け，定期的に1月に1回訪問し，報告書を委託先事業所に提出する．また，委託事業所の要請に応じて随時訪問し，アセスメントも行う．巡回型サービス事業所はそれを参考に介護計画書を作成する．

2）連携型の看護事業所に求められる役割
　①医師の指示に基づく訪問看護のサービス
　②利用者の初回アセスメント，定期的なアセスメントおよびモニタリング
　③巡回型事業所に看護アセスメント結果の報告
　④随時対応サービスの提供にあたっての連携体制の確保
　⑤介護・医療連携会議の参加
　⑥巡回型介護サービス事業所に必要な指導，助言など
　報告事例は，連携型サービスからの提供である．当初は病状等が安定していたこともあり，介護職が1日4回訪問してくれることから，看護は週1回の訪問で経過した．介護職の報告で，時に排便促進ケアのために臨時訪問することはあった．
　看護側からは，介護事業所には定期的にアセスメントの結果を報告した．

3）介護と看護の一体的サービスの提供
　これまでの介護保険サービスと同じく，利用者が頻繁な訪問が必要な状態になった場合，特別訪問看護指示書の交付により医療保険で訪問看護サービスを利用できる．
　利用者やケアマネジャーが，巡回型サービスを選択した場合は，訪問看護は自動的に巡回型サービスからのサービス提供になる．連携型の巡回型サービスであっても看護と介護の一体的提供を目指すものである．本事例は，がん末期という状態となったことで，訪問看護制度上，医療保険から行うことになった．
　創処置が必要になり，デイサービス通所先看護師に，入浴後のケア方法を記載した用紙で連携した．デイサービス看護師からは，家族との連絡ノートを使い報告があり，ようすを知ることができた．

4）介護報酬について
　介護，看護は包括払いが特徴である．デイサービス通所の場合は，利用日数に応じ，減額される［1日の単価の2/3（66％）相当額，本事例では1日−483単位］．利用者負担額は表2-7-3のとおりである．

表 2-7-3　定期巡回・随時対応型訪問介護看護
サービスの利用者負担額

要介護度	訪問介護分	訪問看護分
要介護 1	7,511 円	3,288 円
要介護 2	12,522 円	
要介護 3	20,043 円	
要介護 4	25,054 円	
要介護 5	30,065 円	4,189 円

3．定期巡回・随時対応型訪問介護看護サービスを実施して

本事例において，巡回型サービスを利用しての評価は，利用者が亡くなり，兄弟があいさつに来たときに，前述のとおり，「この制度のおかげです．本当に本人は幸せでした」と話したことが評価となろう．

1）事例を振り返る

独居で認知症もあることから，定期的に1日数回なじみの訪問介護職が入ることで生活リズムが整い，安定した生活を送ることができたと思われる．

また，利用者は，ゆるやかな病状進行であったこと，そして苦痛を自ら訴えることがほとんどなかった．また，環境の変化もなく，認知症の進行もゆるやかであったことが，利用者が望む自宅での生活を，ぎりぎりまで送ることができた要因と思われる．

そして，遠く離れた兄弟も，介護職が1日数回訪問してくれることで，安心して見守ることができたことに加え，利用料金が包括払いのため，利用頻度が増えても一定額であることが，経済的な安心材料であったと思われる．高齢である兄弟は，本人の意思を最後まで尊重し，支援し，見守った．この兄弟の存在が大きかった．

病状等が不安定でも在宅療養を支えることは，巡回型サービスでなくとも，訪問看護の場合でも，いまでも可能であり，実践している．しかし，巡回型サービス以外では，生活支援のヘルパーサービスの出来高払いで，高額になり独居の場合はむずかしい．定期・随時訪問を可能にして，定額制であることは，利用者にとって利用しやすく最大のメリットである．

2）巡回型サービスが開始されたが…

看護においては，連携型，一体型とも利用が伸び悩んでいると聞く．定額払いのため，週1回の1時間訪問が限度であり，それを超えては採算がとれないということを耳にする．確かに，訪問看護費の単価からみれば，要介護5以下では安価になる．

採算性を追求することは否定しないが，すべてが巡回型サービスに切り替わったわけではない．巡回型サービスでは，すべてのケースに看護が介入することは画期的なことである．このチャンスをおおいに利用することが勧められる．利用者，関係者にも訪問看護を知ってもらう

チャンスとなる．また，看護師のアセスメントを参考にして，ケアプランを作成することを義務づけられている．これは，地域の看護師の健康と生活を包括的にとらえる視点が期待されていることでもある．その期待にこたえることは，マーケティング，イノベーションの観点から，積極的に取り組む価値があると思っている．

4．まとめ

　巡回型サービスを利用される人は，経験上，①独居，②認知症，③老々介護，④退院直後が挙げられる．今後このようなケースはますます増えることが予測される．現在の介護保険サービスにおいては，それぞれがサービスを提供し，学際的チームが求められるなか，現場では実践しているかといえば形式的になっていることは否めない．

　介護と看護が一体的に連携し，柔軟な対応を図ることで，効果を上げることが期待される．看護のリソースには限りがあり，高齢者は増える一方である．それには，介護職が生活を中心としたケアを提供し，看護は，健康を視点とし関わり，多職種も加わり，それを統合し高齢者の自立した生活を支援することが鍵になると思っている．

　そのためには，巡回型サービスは，もっとも近いサービス形態といえる．しかし，現状の巡回型サービスには，報酬のあり方，提供のあり方，連携のあり方などの課題はある．事例を重ね，次回の介護保険改正に向け，よりよいものにしていくことが望まれる．

【第2部Ⅶ．参考文献】
厚生労働省：介護保険制度改正の概要及び地域包括ケアの理念（2012）．

（佐々木静枝）

VIII．高齢者施設での看取りの事例

　特別養護老人ホーム（介護老人福祉施設）は，介護を必要とする高齢者の生活の場であり，同時に終の棲家である．介護保険施設の一種で，入所できるのは，原則「要介護3（平成27年4月より）」以上の高齢者が対象である．生活をする場であるということは，施設での生活が始まるときには，どのような支援を行うと生活の障害が起きないかという視点でケアプランを策定し，多職種で構成するケアチームで実践する体制をとるということである．

　生活を継続した終盤には看取りが必要になる．その多くは疾病について療養の経過上にある

看取りではなく，老衰による終焉である．老衰の看取りは，普通の生活を続けながら少しずつ衰えていく過程で，感染や脱水などをできるだけ予防して，穏やかに最期を迎えるためのケアを行うことである．

事例を紹介する特別養護老人ホームは，定員53床の従来型の施設である．生活環境は，個室，2人部屋，4人部屋があり，食事はデイルームといわれる共用部分で共に食事をする構造である．トイレは，車いすでゆったりと入れる広さの個室を30人のフロアに10室設けている．排泄は，座れる限りトイレへ行き便座に座って排泄する．失禁があってもおむつをしていても，排泄はトイレで便座に座って行うことが生活の原則である．また，栄養の量よりも口から食べることを大切にする．このようにしてたどる高齢者の経過を事例で紹介する．

1．プロフィール

Gさん，女性．80歳で特別養護老人ホームに入居した．小柄で身長は140cm，体重も43kgである．

息子が3人，娘が2人あり，夫とは20年前に死別している．

住居は施設に近い地域にあり，仕事は夫とともに地域で雑貨店を営んでいた．

同居していた次男が結婚してひとり暮らしとなったが，入所の3～4年前からもの忘れがひどく，徘徊が多くなり外出して家に帰れなくなることや，銭湯で他人の服を着るなどの認知症状が出現した．家族は同居して介護にあたったが，症状は進行していった．

認知症の診断と要介護2の認定を受け，デイサービスに通うようになった．ADLには問題なくても，入浴や更衣，食事などの生活管理に支障をきたし，いよいよ在宅での家族による介護継続は困難となり，特別養護老人ホームに入居となった．入居してから10年間施設での生活を続けた．

2．入居当時の日常生活状況

- 食事：主食は米飯，副食は刻み．摂取は自立だが人の物も食べてしまう．
- 排泄：失禁があるためパンツ型おむつを使用．尿意はあり落ち着きがなくなるようすがあるときにトイレ誘導をして排泄介助をする．拒否がみられることが多い．入居後，徐々に誘導のタイミングが合い排尿誘導ができるようになる．
- 入浴：浴室への誘導時は常に嫌がる傾向があり，強い拒否がみられる場合は，2人で介助シャワー浴対応をして清潔を保持することもある．誘導ができると浴槽に入り気分はよくなる．
- 移乗：麻痺や拘縮はなく，移動・移乗は自力でできる．入居当時は施設内を歩き回って，座っていることが少ない．
- 意思の疎通：断片的な対話はできるが，会話による意思疎通は困難である．「トントントン」「チョイチョイ」などの発語と声の調子や，表情で気分を読み取る．

第2部　制度に基づく在宅ケア実践事例　　　131

• 内服薬：特別な疾患はなく，排便調整や睡眠調整の服薬のみ行っている．

3．入居後の生活状況

　認知症状は，周辺症状が顕著になったり安定したりを繰り返していたが，入居して3年ほどで夜間徘徊時に転倒し，右大腿骨頸部骨折と診断された．家族の希望も含めて検討の結果，入院して人工骨頭置換術を施行した．認知障害がひどく，病院での歩行回復リハビリは進まず，車いすで移動することとなった．施設でも認知症が重度なため，無理に歩行のためのリハビリはしなかったが，2，3歩ずつ歩き始め，本人の歩きたい思いがあったのか再び徘徊ができるまでに回復した．ケアプランの策定には，運動機能のアセスメントに作業療法士の意見を含め，管理栄養士が中心となって栄養についての検討を行った．キーパーソンである次男夫婦の介護に対する要望は，「ご飯をきちんと3食摂ってほしい」「歩行時の転倒に注意してほしい」「いまのように歩ける状態でいてほしい」というものであった．ケアカンファレンスを行い，ケアの方向性を検討した．

　骨折後は活動量と食事摂取量のバランスが悪く，体重が年間4kg近く激減したが，特別な疾病はないため，活動量の増加とともに食べたいものを食べたいときに摂るような計画を実行した．口腔内に支障はなく，手で食べやすいおにぎりや，好きなお菓子を適度に口にするようにし，食事は全量摂取するようになった．歩行力が回復したため徘徊が頻繁になると，食事量カロリーアップと捕食を行い対応した．

　入居7年たち，全体的に体力の低下がみられ自然に歩くことができなくなった．移動は車いすを使うことが多くなり，徘徊もできない状況になった．再度アセスメントを行い独歩は困難と判断し，立ち上がりの介助と手引き歩行でトイレへ誘導していた．

　10年目に体力はゆるやかに低下し，体重は毎月500g程度の低下がみられるようになった．食事は介助しても全量摂取できず，食事時間に疲れてしまうようすがみられる．同時に立ち上がりの動作もほとんどなくなり傾眠がちになった．特別な疾患の発見はない．看護師は体重の低下と活動量の低下，傾眠傾向から施設の配置医師と相談をした．

　ターミナル期にあるとして，配置医師である主治医はGさんの家族を呼び，状態の説明を行った．説明を受けたのは，次男とその嫁であった．説明の場面には看護師とケアマネジャーが同席している．嫁は毎日施設へ通っており，昼食時に食事に立ち会っているため，状況を理解することに困難はないが，時々しか会っていない次男は戸惑いがある．看取りのインフォームドコンセントを行うと同時に，ケアマネジャーは看取りに向けてのケアプランをケアスタッフと共有した．身体的な細かな注意点の組み立ては看護師が行う．

　Gさんの入所時からの身体状況の変化について，表2-8-1に示す．

表2-8-1　身体状況の経年変化

	入所時	1年目	2年目	3年目	4年目	7年	8年	9年	10年
体重	43.3	41.3	40.5	36.7	39.1	41.9	38.3	43.9	39.1→36.0
BMI						20.96	19.55	21.99	19.95
アルブミン				3.7	3.1	2.5	1.6	2.8	2.4

骨折
入院手術

歩行回復徘徊
活動性は向上

活動性低下
手引歩行

看取り期
の判断

4．看取りのステージ

1）ターミナルケア体制のためのカンファレンス

　毎月の測定で1か月に500g程度の体重の減少がみられるようになり，看護師と医師，ケアマネジャーと相談の結果，家族に終末期の説明が行われた．医師は，次のような説明をした．

　①病気ではないが身体機能は徐々に低下してきている．

　②Gさんは老衰とよばれる状態であり，看取りの準備にはいっている．

　③今後徐々に体力は低下し，ロウソクの火が消えるようなときがくる．

　④これからは，発熱の原因になるような感染や脱水，またはケガなどをしないようにすることをケア目標とする．

　説明の場には，看護師とケアマネジャーが立ち会い，医師の説明では不十分なところなどに言葉を添え，十分に家族の意向も医師に伝えられるようにした．ケアの実施は，ケアスタッフがケア計画書に従って行い，看護師は日々の身体状態を判断し，ケアを実施するか見送るかを決めた．役割分担をして看取り期のケアを実施した．

2）ケア体制

　毎日のケアは，食事や排泄介助についてその日の身体状況に合わせて細かく対応していくこととした．特に経口摂取は無理せず，口に入れても食べない場合は中止するようにする．調子がよいときには浴槽での入浴をするが，食事や排泄にかろうじて対応しているような日は，部分浴や清拭とした．変化する状況の確認は，医師が看護師から報告を受け判断する．変化した状況については，医師の意見をもとに看護師がケア変更の提案をする．看護師は変更の都度ケアスタッフと家族に説明し，みなで穏やかにGさんがすごせるようにすることを重視してケアを変化させて継続した．

3）看取り期の状態変化

　Gさんに時々起こる発熱について，看護職が医師の判断のもとに原因や見通しについて，その都度ケアスタッフや家族にわかりやすい言葉に代えて説明する役割を担った．発熱はあるが，炎症症状はなく，皮膚からの熱放出や水分の補給ができると治まる．血圧の変動や，呼吸速迫，脈拍速迫や遅滞などはみられない．穏やかに身体機能が低下していく状況である．

第 2 部　制度に基づく在宅ケア実践事例　　　133

表 2-8-2　看取り期の状態変化

		血圧	呼吸	摂取/尿量	苦痛
10 日前	話しかけには表情穏やか，少し飲む．	86/52 mmHg	整	200/100	穏やか
9 日前	便は少量摘便で出す．		（酸素 0.5l）	50/100	〃
8 日前	小さな声で返事などをする．		整	100/0	〃
7 日前	とろとろ傾眠		整	0/0	〃
6 日前	尿が少し出ておむつ交換と陰部洗浄		整	30/50	〃
5 日前	経口摂取なし，尿みられず．		整	0/0	〃
4 日前	とろとろ傾眠，泥状便ありおむつ交換		整	0/100	〃
3 日前	20 秒くらいの無呼吸がある．傾眠		無呼吸あり	50/50	〃
前日	声かけると開眼．口腔ケアでさっぱり．	82/50 mmHg	ゆっくり静か	0/0	〃
看取り当日	家族と職員が声をかける．	不能	呼吸停止	0/0	〃

　経口摂取量や排泄量の低下とともに G さんの身体が少し小さくなったように見受けられるが，表情は穏やかで苦しい状況ではないようすである．このようにして 3 か月が経過した．

　看取り 10 日前からほとんど経口からの摂取はなく，水分の摂取も 1 口 2 口程度であった．排尿もわずかで 100 ml 以下となったが，「0 ml」の次の日にはまた 50 ml というように出たりなくなったりを繰り返していた．苦痛の表情やバイタルサインに急激な変動はみられない．特別な補液やカテーテル類の挿入などは行わず自然な排泄状態を観察し，最期の段階に入っていると医師は判断した（表 2-8-2）．

　特別に行う医行為はほとんどなかったが，いよいよ酸素飽和度が低下した段階でわずか 0.5 l/min の酸素吸入を行った．

　酸素吸入は期待の強い次男への理解を求めるもので，酸素による酸素飽和度の改善はみられず，努力様の呼吸は G さんの自然な姿であることを説明した．説明により次男は納得し，家族は G さんの傍らでじっと見守った．看護師は血圧・脈拍・酸素飽和度を適時観察した．介護職員は入れ替わり，G さんに声をかけに部屋を訪れていた．昼過ぎ G さんは，次男とその嫁に見守られながら静かに息を引き取った．

4）看取りのための準備と実施状況

　看護師は前日に医師と呼吸停止時の打ち合わせを行った．

①その日の夜であれば 11 時から 6 時の間は呼吸停止時間を確認し，朝 6 時に報告を受けて死亡診断をする．

②日中であれば，呼吸停止を確認して電話連絡を受け，外来診察の調整をして死亡診断を行う．

　打ち合わせどおり，呼吸停止を確認した看護師は，診療所で診療している主治医に連絡した．医師は午前中の診療を終了させて，速やかに施設へ駆けつけた．死亡を確認し，寄り添っている家族に死亡を告げ，死亡診断書を作成した．家族は自分たちが見届けたことと，医師からの

説明で G さんの死亡を受け入れた.

夕方 G さんは当日勤務する職員全員に見送られて施設を去った.

G さんは，施設のある同じ地域に住んでいた人である．施設から自宅へ帰り，翌日に地元の葬斎場で通夜・告別式が行われた．10 年もの長い期間を共にすごしてきた施設の職員は，自分たちの時間を工面して通夜や告別式に参列して個々の別れをし，職員は家族と共に心の整理をした.

5．高齢者の希望をかなえるための他職種との役割分担

取り組みの実際に示したように，約 10 年間の生活を続けていくなかで活動的な時期やアクシデントの起こった時期，身体機能が低下し始めた時期より，ケアプラン作成にかかわる専門職のメンバー構成や重点的な役割が変化している.

施設では，生活全般に常時関わる担当介護職員や健康面を担当する看護職，栄養管理をする管理栄養士，機能維持のために評価する理学療法士や作業療法士，「生きる」を支える医師などの役割が明確になっている．カンファレンスで中心となって計画を担うのは施設のケアマネジャーである．終末期には身体ケアの詳細な組み立てが必要になるため，具体的なケア計画は看護師が担うこともある．計画全体の調整にあたるのがケアマネジャーで，常に経緯をしっかりと見きわめていなくてはならない重要な役割を果たす.

G さんのケアプランは，経験の浅い介護職員もベテランの介護職員も，看護職も相談員も，家族にも同じように理解できる表現で記載している．プランを書くケアマネジャーは，カンファレンスによって決定されたケアプランが，順調に進められているか定期的にモニタリングする．モニタリングをすることで，G さんを取り囲む人々が同じ目標の下に，長い期間のケアを進めることができた．G さんのように 10 年もの期間を施設で生活し続け，なおかつ穏やかに最期を迎えるために，過不足のない記録といろいろな場面での役割分担が重要であった.

ターミナルケアは，その兆候が確認されたところから「ターミナル期」「看取り期」とされるが，明確に基準はない．少しずつ変化しながら，継続している生活の延長線上にあるのである．そして長い時間を毎日ていねいにしっかりと見守り続けることがケアには重要である．特別なケア体制をとることではなく，チームが変わりなく役割分担をして確実に果たし続けることで，G さんの看取りは完結することになった.

日常身近にいる介護職員が，高齢者本人の意向や思いをとらえやすいことは多くあるが，この重要な情報を日ごろから家族や医師に伝える努力が大切である．看取りに至るまでに時間をかけ，互いの信頼関係を作り上げなければ看取りは達成できない．この間の調整は，施設では相談員，在宅ではケアマネジャーという役割となる.

6. 在宅や生活の場で看取る場合の取り決め

　死亡時の診断は，「医師法」第20条および厚生労働省の25年度版に示される「死亡診断書記入マニュアル」によれば，継続的に医師が診療を行っている場合に死亡後に診断書を作成することができる．

　老衰による在宅死の死亡診断や，施設での死亡診断は，原則として主治の医師が継続的に身体状態を判断し，死亡のときを予測できる情況で呼吸停止等の発生からおおむね24時間以内に死亡宣告をする．施設では，主治医となる配置医師と情報を密にとることにより，予測できる時間以内の手順を打ち合わせて，取り巻くスタッフがそのとおりに報告を行う．報告を受け判断して，医師が死亡診断書を作成する．施設で生活する高齢者が，生活経過のなかで老衰死が予測できるようになる時点で，本人または家族にきちんとした見通しなどについて説明がなされる．生活の現場では医師が立ち会っていなくても，直前までの情況が報告されて看取りは行われる．老衰による死亡に至る経過を医師，家族，職員が共に見守りながらの死亡が確認されるため，この3者には常に良好なコミュニケーションがあり情報が共有されていなければならない．死亡が確認されてから，「死亡診断書」が作成されるためには，医師とケアにあたる職員や在宅でサポートにあたるスタッフや家族の信頼関係が重要である．医師との信頼関係なくしては，生活の場での看取りは成り立たないといっても過言ではない．

　看取りまでのケア上の手続きとしては，紙面による説明と同意に関する記録をつくる．医師との合意と，ケアチームスタッフとの詳細な打ち合わせ，情報の共有・報告を行うことにより実践することができる．認知症高齢者の老衰による看取りには，高齢者自身の意思決定が不明確であるため，なおさらに家族，医師，ケアスタッフ間での十分な検討と合議が重要になる．

（川崎千鶴子）

索　引

【A–Z】

ALS（amyotrophic lateral sclerosis）
　91
DV（domestic violence）　69
NPPV（noninvasive positive pressure ventilation）　93
PEG（percutaneous endoscopic gastrostomy）　91
TPPV（tracheostomy positive pressure ventilation）　93

【あ】

意思伝達装置　94
医師法　135
移送費　29
一般用医療機器　25
移動支援　39
医薬品　22, 23
医薬品医療機器等法　22
医薬部外品　22, 24
医療機器　22, 25
医療ニーズ　101
医療費適正化　10
医療扶助　116
医療保護入院　11, 13
胃ろう　91
エイズ予防法　17
衛生委員会　80
衛生管理者　80
嚥下障害　91
応能負担　39

【か】

介護休業　78
介護給付　39, 56
介護扶助　115
介護保険　93, 94, 119
介護保険給付　117

介護保険事業計画　46, 55
介護保険法　55
介護予防サービス　46
介護予防支援　46
介護老人福祉施設　129
隔離　14
学校保健安全法　20
学校保健法　20
家庭内暴力　69
家庭奉仕員　45
家庭奉仕員派遣事業　45
感染症の予防及び感染症の患者に
　対する医療に関する法律　16
感染症法　16
感染性廃棄物　19
感染予防　20
管理医療機器　25
気管切開　93
虐待　46, 106
休憩時間　79
居宅介護支援　46
居宅サービス　46
居宅　24
筋萎縮性側索硬化症　91
金銭給付　41
区分変更　56
訓練等給付　39
ケアプラン　56
ケアマネジメント　45
経済的困窮者　45
健康保険組合　29
健康保険法　29, 96
現物給付　41
高円賃　85
高額介護合算療養費　30
高額療養費　30
後期高齢者　8
公共職業安定所　78
後見　58

更生　47
向精神薬　28
厚生労働省大臣の定める疾病等
　98
高専賃　85
交通労働災害　82
交通労働災害防止のためのガイド
　ライン　82
公的医療保険　29
高度管理医療機器　25
高優賃　85
高齢者医療確保法　7
高齢者円滑入居賃金住宅　85
高齢者虐待　71
高齢者虐待の防止，高齢者の擁護
　者に対する支援等に関する法律
　65
高齢者虐待防止法　65
高齢者住まい法　85
高齢者専用賃貸住宅　85
高齢者福祉　44
高齢者向け優良賃貸住宅　85
誤嚥性肺炎　94
国際障害者年　47
国民皆保険　29, 45
国民健康保険団体連合会　31
子育て支援事業　44
子育て支援センター　106
コミュニケーション支援　39

【さ】

サービス付き高齢者向け住宅　85
再生医療等製品　22
在宅医療廃棄物　19
在宅人工呼吸器使用特定疾患患者
　訪問看護治療研究事業　94, 95
在宅難病患者一時入院事業　95
在宅末期医療総合診療料　122
在宅療養支援診療所　31, 122

在宅療養指導管理料　122
最低生活保障の原理　40
作業環境管理　80
サ高住　85, 86
里親　44
里親制度　44
里子　44
支援費制度　37, 52
施設サービス　46
肢体不自由　48
私宅監置　11
視聴覚障害者情報提供施設　49
市町村社会福祉協議会　37
市町村地域福祉計画　46
市町村保健センター　6
児童委員　106
児童虐待　106
児童虐待の防止等に関する法律　68
児童虐待防止法　68
児童相談　44
児童相談所　50, 106
児童福祉施設　44
児童福祉法　37, 42, 52
自閉症スペクトラム障害　108
市民後見　113
社会福祉基礎構造改革　35, 37
社会福祉協議会　109
社会福祉事業　36
社会福祉事業法　35
社会福祉法　35
社会福祉法人　36
社会保険診療報酬支払基金　31
就学支援委員会　104
重度障害者向け事業　38
重度訪問介護　40
就労支援事業　38
授産施設　36
出産育児一時金　29
出産手当金　29
出席停止期間　21
巡回相談班　107
障害者基本法　38
障害者虐待の防止, 障害者の擁護者に対する支援等に関する法律　71
障害者虐待防止の手引き（チェックリスト）　72

障害者虐待防止法　71
障害者支援施設　39
障害者自立支援法　38
障害者総合支援法　37, 53, 94, 95, 96
障害者入所施設　44
障害者の日常生活及び社会生活を総合的に支援するための法律　37
障害程度区分　38
障害福祉サービス　39, 94
小規模住居型児童養育事業　44
ショートステイ事業　45
譲渡許可　27
傷病手当金　29
食品　25
自立　47
自立支援医療　54
自立と社会参加　10
人工呼吸器　91, 93, 94
侵襲的陽圧換気療法　93
申請保護の原則　41
身体拘束　14
身体障害者手帳　48, 93
身体障害者福祉司　48
身体障害者福祉法　37, 47
身体的虐待　68
心理的虐待　68
診療報酬　30, 119
診療報酬明細書　31
生活困窮者　40
生活支援事業　57
生活扶助　115
生活保護　109
生活保護基準　41
生活保護法　40, 115
精神医療審査会　11
精神衛生法　11, 52
精神科重症患者早期集中支援管理料　13
精神科複数回訪問加算　13
精神障害者アウトリーチ推進事業　13
精神障害者社会復帰施設　52
精神障害者地域移行・地域定着支援事業　13
精神障害者保健福祉手帳　53, 54
精神薄弱者福祉法　52

精神病者監護法　11
精神保健及び精神障害者福祉に関する法律　10, 52
精神保健指定医　11, 12
精神保健福祉法　10, 52
性的虐待　68
成年後見監督人　60
成年後見制度　57, 67, 112
成年後見制度利用支援事業　59
成年後見センター　60
性病予防法　17
セルフ・ネグレクト　72
前期高齢者　8, 9
全国健康保険協会　29
専門員　109
総合法律支援法　113
葬祭扶助　116
相談支援　36, 39
相談指導等　53
措置制度　45

【た】

第1号被保険者　55
第2号被保険者　55
退院支援　119
多職種アウトリーチチーム　13
多職種カンファレンス　121
立入調査　67, 70, 71
短期入所生活介護　45
地域活動支援センター　39
地域生活支援事業　38
地域福祉　37
地域福祉計画　37
地域福祉支援計画　37
地域包括支援センター　109
地域保健法　5
地域密着型介護サービス　55
地域密着型介護予防サービス　46
地域密着型サービス　46, 57
地区社会福祉協議会　37
知的障害者更生相談所　50, 51
知的障害者相談員　51
知的障害者福祉司　51
知的障害者福祉法　37, 50
注意欠陥多動性障害　108
調剤　24
調剤済麻薬廃棄届　27
通所介護　45

索　引　139

通所型サービス事業　36
通信の制限　15
通報義務　72
定期巡回・随時対応型訪問介護看
　護サービス　124
定期接種ワクチン　19
定期予防接種　19
デイサービス事業　45
伝染病予防法　17
特定疾患医療受給者証　91
特定保守管理医療機器　25
特別支援教育　105
特別支援教育体制　105
特別訪問看護指示書　127
特別養護老人ホーム　129
都道府県社会福祉協議会　37
都道府県地域福祉支援計画　46

【な】

内部通報者　72
難病医療費助成制度　92
難病対策事業　94
難病特別対策推進事業　92
24 時間対応体制加算　99
日常生活自立支援事業　109
日常生活用具給付事業　39
日本司法支援センター　113
日本薬局方　23
入院時食事療養費　29
入院時生活療養費　29
入所型施設　36
任意継続被保険者　29
任意後見制度　58
任意接種ワクチン　19
任意予防接種　19
認知症　130
認定調査員　56
ネグレクト　68, 69

【は】

廃棄物処理法　17
廃棄物の処理及び清掃に関する法
　律　17
排出者責任の原則　17

発達支援センター　108
ハローワーク　78
非侵襲的陽圧換気療法　93
被保護者　41
貧困問題　42
福祉事務所　36
福祉六法　36
扶助　41
不服申し立て　16
放課後児童クラブガイドライン
　106
法人後見　113
法定後見　111
法定後見制度　58
法テラス　113
訪問型サービス事業　36
訪問看護　94, 122
訪問看護師　96
訪問看護事業　30
訪問看護療養費　29
訪問相談事業　92
保険医療機関　30, 31
保険外併用療養費　29
保健所　6, 7
保護　12, 40, 47
保護者制度　11
保護の補足性の原理　40
保護費　41
保佐　58
補助　58
補装具　49

【ま】

埋葬料　29
麻薬　26
麻薬及び向精神薬取締法　26
麻薬卸売業者　26
麻薬小売業者　26, 27
麻薬施用者　26
麻薬譲渡証　26
麻薬診療施設　26
麻薬譲受証　26
民生委員　106
無差別平等の原理　40

面会の制限　15
盲導犬訓練施設　49

【や】

薬剤師法　23, 24
薬局　24
要援護者　46
養護者　65, 71
養護者支援　67
養護老人ホーム　45
腰痛予防　82
要保護者　41
養老施設　45
予防給付　56
予防接種法　19

【ら】

リバースモーゲージ　86
療育手帳制度　50
利用契約制度　45
利用者負担軽減事業　99
療養担当規則　30, 31
療養の給付　29, 30
療養費　29
臨時休校　21
臨時予防接種　19
漏給　42
労使協定　79
老人医療費　8, 45
老人医療費支給制度　8
老人福祉計画　46
老人福祉法　44
老人保健施設　8
老人保健制度　8
老人保健法　45
老衰　135
労働安全衛生法　79
労働衛生教育　81
労働基準監督署　78
労働基準法　77
労働災害　80, 81
労働三法　77
労働時間　79

在宅ケア学
第 2 巻　在宅ケアと諸制度

2015 年 9 月 5 日　　第 1 版第 1 刷

定　　価	本体 2,000 円＋税
編　　集	日本在宅ケア学会
発 行 者	吉岡正行
発 行 所	株式会社ワールドプランニング
	〒 162-0825　東京都新宿区神楽坂 4-1-1　オザワビル
	Tel：03-5206-7431　Fax：03-5206-7757
	E-mail：world@med.email.ne.jp
	http://www.worldpl.com
振替口座	00150-7-535934
表紙デザイン	寄國　聡
印 刷 所	三報社印刷株式会社

©2015, The Japan Academy of Home Care
ISBN 978-4-86351-095-1